Zusätzlich zu diesem wertvollen Geschenk haben Sie auch die Möglichkeit, unsere neuen Bücher kostenlos zu bekommen, an Gewinnspielen teilzunehmen und andere wertvolle E-Mails von mir zu erhalten. Besuchen Sie hier den Link zur Anmeldung: www.hmwpublishing.com/gift

AF122559

Inhaltsverzeichnis

Einführung 12

Was ist intermittierendes Fasten? 14

Wer KANN intermittierendes Fasten machen? 18

Wer kann das intermittierende Fasten NICHT machen? ...19

Sie sind untergewichtig. 20

Sie sind schwanger. 21

Sie stillen. 21

Sie sind unter 18 Jahre alt. 22

Kapitel 1: Verständnis des intermittierenden Fastens 23

Die Wissenschaft hinter dem intermittierenden Fasten 24

Sie erhöhen Ihren Cortisolspiegel. 27

Sie könnten eine ungesunde Besessenheit mit Essen entwickeln. 28

Es könnte passieren, dass Sie sich zu sehr auf Kaffee verlassen. 29

Sie können Nahrungsmittelunverträglichkeit und Entzündungsgefahr entwickeln. 30

Sie könnten Essstörungen entwickeln. 31

Intermittierendes Fasten: Männer VS. Frauen 32

Kapitel 2: Positive Auswirkungen des intermittierenden Fastens 35

Intermittierendes Fasten und Hormone 35

Intermittierendes Fasten Für Frauen

Die ultimative Anleitung für Anfänger zur schnellen Gewichtsabnahme, Fettverbrennung und einem gesunden, längeren Leben.

Von Jennifer Louissa

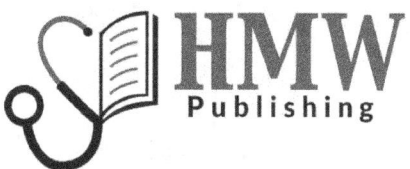

Für weitere tolle Bücher besuchen Sie uns:

HMWPublishing.com

Ein anderes Buch kostenlos erhalten

Ich möchte mich bei Ihnen für den Kauf dieses Buches bedanken und Ihnen ein weiteres Buch (genau so lang und wertvoll wie dieses Buch), „Gesundheits- & Fitnessfehler, von denen Sie nicht wissen, dass Sie sie machen", völlig kostenlos anbieten.

Besuchen Sie den unten stehenden Link, um sich anzumelden und es zu erhalten: www.hmwpublishing.com/gift

In diesem Buch werde ich die häufigsten Gesundheits- und Fitnessfehler aufschlüsseln, die Sie wahrscheinlich gerade jetzt begehen, und ich werde Ihnen zeigen, wie leicht Sie in die beste Form Ihres Lebens kommen können!

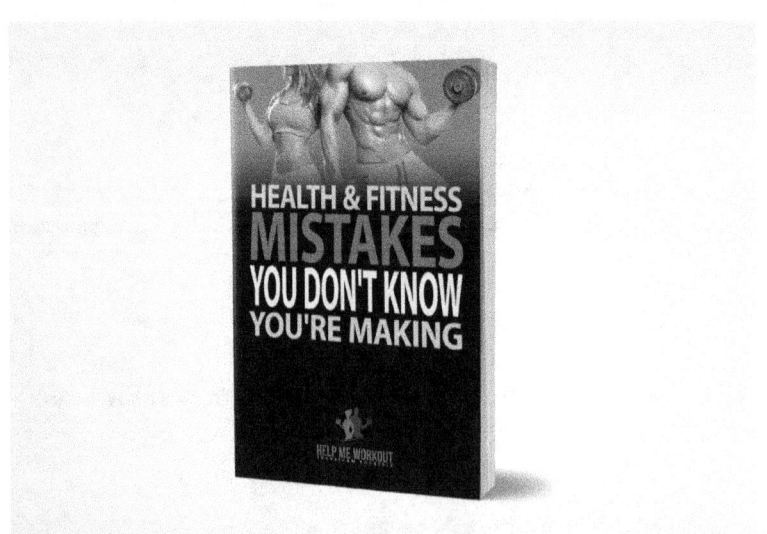

Intermittierendes Fasten und Insulinresistenz...............37

Intermittierendes Fasten und ein besserer Stoffwechsel....38

Intermittierendes Fasten und Langlebigkeit....................39

Intermittierendes Fasten und gesündere Haut................41

Intermittierendes Fasten und Abnehmen......................42

Kapitel 3: Methoden des intermittierenden Fastens für Frauen..............44

Zeitweiliges Fasten für Frauen: Zu erwartende Ergebnisse 44

Verbesserter Stoffwechsel....................45

Einige Pfunde verlieren........................46

Taufrische und gesündere Haut..............46

Reduziert das Risiko von Diabetes..........47

Verringert das Risiko von Herz-Kreislauf-Erkrankungen..48

Die Crescendo-Methode......................49

Die 16/8-Methode..............................51

Die 5:2-Diät......................................53

Das 24-Stunden-Protokoll....................55

Das Fasten am alternativen Tag.............57

Die Krieger-Diät.................................59

Das spontane Überspringen von Mahlzeiten..............61

Kapitel 4: Intermittierendes Fasten und Körperbewusstsein..............64

Auf den Körper und seine Bedürfnisse hören..............64

Vernachlässigen Sie nicht Ihre Ernährung..................66

Einfach in die Methode einsteigen. 66

Bleiben Sie hydratisiert. 67

Intermittierendes Fasten: Folgen VS. Verstehen 68

Kapitel 5: Ihre Ernährungsgewohnheiten und intermittierendes Fasten 71

Die richtige Nahrung zum Essen 72

Wasser 73

Vollkorngetreide 74

Avocados 75

Fisch 75

Ballaststoffreiche Lebensmittel 76

Bohnen und Hülsenfrüchte 77

Eier 78

Nüsse 78

Beeren 79

Probiotikahaltige Lebensmittel 80

Zu vermeidende Lebensmittel 81

Weißer Reis 82

Frittierte Lebensmittel 82

Kohlensäurehaltige Getränke 83

Kaffee 84

Fettige Lebensmittel 84

Raffinierter Zucker 85

Weißes Mehl 86

Konservierte Lebensmittel 87

Salzige Lebensmittel 87

Molkereiprodukte 88

So planen Sie Mahlzeiten: Intermittierendes Fasten für Anfänger 89

Einsteigerplan 90

Plan mittlerer Stufe 92

Plan oberer mittlerer Stufe 94

Erweiterter Plan 96

Kapitel 6: Beispielrezepte für das intermittierende Fasten 99

Frühstück 99

Belegtes Toast mit Chiasamen, Erdnussbutter und Banane 100

Ei und Avocado-Toast 102

Joghurt-Banane-Beeren-Smoothie 104

Mittagessen 106

Avocado-Burrito mit schwarzen Bohnen 106

Huhn-Käse-Sandwich 108

Gartensalat und Nudelmischung 110

Snacks 112

Karotten- und Parmesan-Pommes 112

Grüner Wrap 115

Bananen-Muffin mit Nutella-Füllung 117

Abendessen 120

Gefüllte Paprikaschoten 120

Gebratener gewürzter Lachs und Blumenkohl 123

Klassisches Schweinefleisch mit Gemüse 126

Kapitel 7: Bewegung und intermittierendes Fasten 128

Der Wert von Bewegung 128

Wie Sie während des intermittierenden Fastens sicher trainieren können 131

Halten Sie Ihre Ausdauerübungen beim Fasten niedrig. 132

Intensivieren Sie die Bewegung nur während des Essensfensters oder an Tagen, an denen Sie nicht fasten. 133

Gönnen Sie sich mageres Protein, um Ihre Muskeln zu erhalten. 134

Knabbern Sie vor und nach dem Training an Snacks. 135

Kapitel 8: Sicherstellung Ihrer Ernährung 137

Wie man mit dem intermittierenden Fasten beginnt 137

Konsultieren Sie zuerst Ihren Arzt. 137

Definieren Sie Ihren Zweck..138

Halten Sie die Dinge einfach und unkompliziert. 139

Die Zeit hängt von Ihnen ab. 140

Es ist okay, wenn Sie einen Fehler machen. 141

Tipps und Tricks zum Erfolg im intermittierenden Fasten 142

Sie geben auf? Schauen Sie sich Ihren Zweck an. 142

Wasser ist Ihr Verbündeter..143

Schwarzer Kaffee oder Tee..143

Seien Sie eine fleißige Biene..144
Bleiben Sie fern von Versuchungen................................144
Essen Sie weise..145
Reduzieren Sie Ihre Erwartungen.....................................146
Hören Sie auf Ihren Körper..146
Wie schreibt man einen Diätplan und folgt ihm?............147
Halten Sie die Dinge persönlich...147
Wählen Sie die richtige Methode.......................................148
Legen Sie ein Kalorienlimit fest...149
Beladen Sie sich mit Nährstoffen.......................................149
Machen Sie die Dinge einfach und unkompliziert............150
Planen Sie die Mahlzeiten im Voraus................................151
Verpflichten Sie sich...151
Umgang mit den allgemeinen Ernährungshindernissen....152
Liebe zum Essen..154
Mangelndes Engagement..154
Anlässe und Veranstaltungen..155
Zu viel Stress...155
Der ideale Körper..156
Begrenzte Finanzen...157
Zeitmangel...157
Fazit 159
Über den Co-Autor..161

Ein anderes Buch kostenlos erhalten............166

Einführung

Dieses Buch, *Intermittierendes Fasten für Frauen: Der Ultimate Women's Guide to Intermittent Fasting* enthält nützliche und praktische Informationen, die Ihnen helfen, mit dem intermittierenden Fasten zu beginnen, das speziell auf Ihre weiblichen Bedürfnisse abgestimmt ist.

Es ist wirklich ein ziemlicher Aufwand für Frauen, besonders für diejenigen, die mit der Arbeit und der Familie beschäftigt sind, sich auf das Abnehmen zu konzentrieren. Dies liegt daran, dass die meisten Diät-Routinen darauf beruhen, Kalorien zu zählen, die Sie zu sich nehmen, und es ist ziemlich mühsam, jedes einzelne Essen, das Sie konsumieren, zu protokollieren und zu zählen, nur damit Sie sicher sein können, dass Sie nicht über Ihr Kalorienlimit hinaus essen.

Bei dieser Art der Diät hören die meisten Frauen auf, weil sie sich einfach nicht auf zu viel Flaum festlegen konnten. Hier setzt intermittierendes Fasten ein. Bei dieser Art von Diät müssen Sie sich nicht zu viele Gedanken darüber machen, was Sie essen, da sich die Methode mehr auf das „Wann" Sie essen und nicht auf das „Was" Sie essen konzentriert. Die Anzahl der Menschen, die Erfolg mit dieser Methode haben, nimmt zu. Wenn Sie einer dieser Menschen sein möchten, hilft Ihnen dieses Buch. Dies ist der eigentliche Zweck dieses Buches – Frauen wie Ihnen eine Informationsquelle zu geben, wie Sie mit intermittierendem Fasten beginnen können.

Männer und Frauen haben unterschiedliche Ernährungsbedürfnisse. Die auf einen Mann zugeschnittenen Besonderheiten des intermittierenden Fastens funktionieren bei Frauen möglicherweise nicht so gut wie sie sollten. Hier kommt dieses Buch ins Spiel. Hier finden Sie nützliche und praktische Informationen, die Ihnen helfen, die intermittierende Fastenreise zu beginnen, die auf die Bedürfnisse von Frauen wie Ihnen zugeschnitten ist.

Was ist intermittierendes Fasten?

Es gibt eine Menge Diäten und Gesundheitstrends, die die Leute heutzutage ausprobieren. Die neueste und vielleicht ungewöhnlichste und dennoch wirksame Wahl ist das intermittierende Fasten. Was hebt intermittierendes Fasten von den anderen Diätplänen ab? Nun, für den Anfang ist intermittierendes Fasten nicht eine Frage von „Was", sondern eine Frage von „Wann".

Intermittierendes Fasten ist eher ein Essmuster als ein Diätschema. Gewichtsverlust ist nur eine der großen Nebenwirkungen. Im Wesentlichen wechseln Sie beim intermittierenden Fasten zwischen Essen und Fasten. Es gibt keine spezifische Grenze oder Begrenzung für das, was Sie essen können, sondern es konzentriert sich eher darauf, wann Sie essen sollten. Es gibt viele Methoden des intermittierenden Fastens. Diese Methoden variieren je nach Länge des Fastenzyklus. Diese Zyklen unterteilen die Woche oder den Tag in Ess- und Fastenstunden. Frauen wird empfohlen, den Zyklus zwischen Essen und Fasten nicht zu steil einzustellen, da der weibliche Körper Veränderungen eher ablehnt als der männliche. Ein 14-stündiger Fasten- und 10-stündiger Esszyklus ist ein guter Anfang für Frauen, während Männer mit einem etwas längeren Zyklus wie dem 16/8 beginnen können.

Das Interessante an dieser Methode ist, dass sie den Kern der menschlichen Ernährungsgewohnheiten berührt. Eine normale Person „fastet" während des Schlafs, was bedeutet, dass keine Nahrungsaufnahme erfolgt. Das intermittierende Fasten verlängert einfach die Dauer des Fastens. Es gibt auch Leute, die aus hektischen Gründen das Frühstück oder Mittagessen auslassen und zwischendurch nur Snacks essen. Dies ist bereits Fasten. Wenn Sie beispielsweise Ihr Frühstück auslassen, Ihre erste Mahlzeit des Tages zum Mittagessen und das Abendessen als letzte Mahlzeit einnehmen, haben Sie bereits ein 16-Stunden-Ess-Fenster und beschränken Ihr Fastenzeit auf ein 8-Stunden-Fenster. Diese Art des Essensauslassens ist Teil des 16/8-Protokolls des intermittierenden Fastens.

Wie Sie sehen, fasten die Menschen seit Jahren. Einige tun es vielleicht aus religiösen Gründen oder um eine begrenzte Ressource zu schonen. Wenn der Mensch krank ist, geht er instinktiv schnell vor, um weitere Auseinandersetzungen zu verhindern. Fasten ist ein natürlicher Vorgang, den der Körper gut kennt. Es gibt nur einige Fälle, in denen der Körper sich zuerst anpassen muss, insbesondere wenn eine Person nicht an längeres Fasten gewöhnt ist. Sobald sich der Körper anpasst, wird das Fasten einfacher.

Für wen ist das intermittierende Fasten gedacht?

Viele Frauen fragen immer wieder, ist intermittierendes Fasten effektiv? Und wenn ja, ist es etwas für mich? Kann ich intermittierendes Fasten ohne schädliche Auswirkungen durchführen?

Wer KANN intermittierendes Fasten machen?

Nun, im Allgemeinen kann jeder mit intermittierendes Fasten durchführen, vorausgesetzt, man ist gesund. Wenn Sie nicht an einer Krankheit leiden, bei der Sie viele Nährstoffe erhalten oder aufrechterhalten müssen, oder wenn Sie keine Gewichtsschwankungen erleiden dürfen, kann intermittierendes Fasten etwas für Sie sein.

Bei Patienten mit Diabetes mellitus (Typ 1 und 2), die verschreibungspflichtige Medikamente einnehmen oder über einen hohen Harnsäuregehalt oder Gicht verfügen, kann besondere Vorsicht und Überwachung erforderlich sein. Wenn Sie daran leiden oder gerade etwas davon tun, wird empfohlen, dass Sie zuerst Ihren Arzt konsultieren, um zu klären, ob Sie mit zeitweiligem Fasten beginnen können.

Wer kann das intermittierende Fasten NICHT machen?

Auch wenn es für jeden möglich ist, mit intermittierendes Fasten durchzuführen, gibt es immer noch einige Einschränkungen. Sie sollten bei Folgenden dingen kein intermittierendes Fasten durchführen:

Sie sind untergewichtig.

Untergewicht ist ein Grund, warum Sie nicht fasten sollten. Ein BMI von weniger als 18,5 gilt im Allgemeinen sowohl für Männer als auch für Frauen als untergewichtig. Männer haben jedoch einen geringeren Fettanteil als Frauen, so dass ein Fettanteil von 14-17% immer noch als normal angesehen wird, obwohl dieser geringer ist als derjenige, der untergewichtig ist. Frauen benötigen etwa 21-33% Fett, um das normale Gewichtsverhältnis zu erreichen. Mit dieser geringfügig höheren prozentualen Anforderung als bei Männern verschlechtert sich die Situation nur, wenn Sie untergewichtig sind und noch mehr Gewicht verlieren. Konzentrieren Sie sich stattdessen lieber auf die Gewichtszunahme als auf das Fasten, um noch mehr zu verlieren.

Sie sind schwanger.

Wenn Sie schwanger sind, können Sie es sich nicht leisten, diese Nährstoffe zu verlieren, da Sie sie benötigen, um sich und Ihr Kind zu versorgen. Wenn Sie wirklich planen, intermittierend zu fasten, stellen Sie sicher, dass Sie dies nach der Geburt und mit Zustimmung Ihres Arztes tun.

Sie stillen.

Wenn Sie stillen oder um Ihr Kind noch pflegen, können Sie nicht zeitweise fasten. Ihr Kind braucht so viele Nährstoffe und Vitamine, die ihm beim Wachsen und Entwickeln helfen, und es bekommt die Nährstoffe aus dem Stillen. Wenn Sie während der Stillzeit intermittierend fasten, kann dies die Qualität und

Menge der für Ihr Kind verfügbaren Nährstoffe beeinträchtigen.

Sie sind unter 18 Jahre alt.

Egal, wie viel Sie als Teenager abnehmen möchten, intermittierendes Fasten wird für Sie nicht empfohlen. Sie brauchen eine entsprechende Menge Nährstoffe, um zu wachsen, und intermittierendes Fasten entfernt diese. Es kann Ihr Wachstum hemmen. Warten Sie noch ein paar Jahre, oder zumindest bis Sie 18 sind, und konsultieren Sie Erwachsene, wenn Sie dies wirklich tun möchten.

Kapitel 1: Verständnis des intermittierenden Fastens

Wie alle Diäten ist auch das intermittierende Fasten nicht gegen Zweifel und Fragen von Gesundheitsexperten und Kunden gefeit. Einige fragen sich, ob die Behauptungen, die sich auf intermittierendes Fasten beziehen, tatsächlich eine wissenschaftliche Grundlage haben oder nur Hörensagen sind. Diese Fragen entstehen, weil die Leute angefangen haben, sich gegensätzliche Gedanken über die Methode zu machen. Trotz dass die Methode eigentlich auf einen legitimen wissenschaftlichen Begründungen basiert, werden die Details mit der Zeit, in der sie die Popularität des Mainstreams erreicht, übertrieben. Genau das passiert jetzt mit intermittierendem Fasten. Selbst wenn die Idee mit wissenschaftlichen Beweisen unterlegt ist, hat das

Konzept aufgrund der zunehmenden Anzahl von ungerechtfertigten Behauptungen sowohl gute als auch schlechte Retorten erhalten. Nun, dieses Buch wird helfen, solche Missverständnisse auszuräumen.

Die Wissenschaft hinter dem intermittierenden Fasten

Das intermittierende Fasten basiert auf der Idee, dass das Fasten zu einer besseren Gesundheit beiträgt. Diese Idee wird durch zahlreiche Studien und Beweise gestützt, die seit Jahren durchgeführt werden. Diesen Studien zufolge ist bekannt, dass Fasten das Wohlbefinden einer Person verbessert, beispielsweise indem es die Auswirkungen von Stress verringert, das Gedächtnis verbessert, die kardiovaskuläre Gesundheit verbessert, das Gewicht verringert und vieles mehr.

Mark Mattson, ein leitender Ermittler des US National Institute on Ageing beim National Institute of Health, untersuchte die Vorteile des intermittierenden Fastens und sammelte wichtige Beweise für die Behauptung.

Die durchgeführten Untersuchungen konzentrierten sich auf die Auswirkung von intermittierendem Fasten auf die Gesundheit der Neuronen und des Gehirns, auf den Gewichtsverlust und auf Stressmarker. Die Ergebnisse dieser Studien zeigen eine signifikante Verbesserung in den Fällen der Teilnehmer. Diese Ergebnisse wurden auch durch mehr Studien mit dem gleichen Schwerpunkt und mehr unterstützt[1, 2, 3].

Es werden immer mehr Studien durchgeführt, um die Vorteile des intermittierenden Fastens für die menschliche Gesundheit weiter zu festigen. Es werden jedoch immer noch Vorkehrungen getroffen, um die legitimen Strategien zu fördern, die unter das System fallen, um sicherzustellen, dass diejenigen, die dem

Trend folgen wollen, etwas Authentisches und nicht nur eine Modeerscheinung von jenen verfolgen, die in den Kader von eintreten wollen Ruhm.[1]

---

[1] Collier, R. (2013). Intermittierendes Fasten: die Wissenschaft des Verzichts.

[2] Barnosky, A. R., Hoddy, K. K., Unterman, T. G., & Varady, K. A. (2014). Intermittierendes Fasten vs. tägliche Kalorienrestriktion für die Typ-2-Diabetes-Prävention: eine Überprüfung der menschlichen Ergebnisse. *Translationale Forschung*, *164*(4), 302-311.

[3] Rudman, D., Feller, A. G., Nagraj, H. S., Gergans, G. A., Lalitha, P. Y., Goldberg, A. F., ... & Mattson, D. E. (1990). Auswirkungen des menschlichen Wachstumshormons bei Männern über 60 Jahre alt. *New England Journal of Medicine*, *323*(1), 1-6.

Die Risiken des intermittierenden Fastens verstehen

Es ist wichtig festzuhalten, dass Frauen, wie Sie, immer noch Risiken in Betracht ziehen müssen, wie vorteilhaft das intermittierende Fasten geworden ist. Diese Risiken können bei Ihnen auftreten oder auch nicht, wenn Sie mit dem Fasten fortfahren. Es ist jedoch nie schlecht, sie zu berücksichtigen. Die Kenntnis dieser Risiken wird Ihnen helfen, Vorsicht walten zu lassen, wenn Sie zeitweise fasten.

Sie erhöhen Ihren Cortisolspiegel.

Wenn Sie mit intermittierend fasten, fordern Sie Ihren Körper auf, Fett als Hauptenergiequelle zu verwenden. Dies führt zu Stress für Ihren Körper und wenn der Prozess stressiger wird, steigt auch der Spiegel des Stresshormons Cortisol. Wenn diese Erhöhung des

Cortisols anhält, kann dies zu negativen Effekten wie Muskelabbau und erhöhtem Fettgehalt führen.

Sie könnten eine ungesunde Besessenheit mit Essen entwickeln.

Wenn Sie mit dem Fasten beginnen, ist es wahrscheinlich Ihr Hauptziel, Gewicht zu verlieren und Ihre allgemeine Gesundheit zu verbessern. Wenn Sie jedoch mit dem Fasten fortfahren, entwickeln Sie möglicherweise eine ungesunde Besessenheit von Nahrungsmitteln. Nicht essen an sich, sondern darüber nachdenken. Wenn Sie Ihre Freunde beim leckeren Mittagessen oder beim Frühstück beobachten, wird Ihr Hunger Sie dazu bringen, zu planen, welche Mahlzeiten Sie einnehmen müssen, damit Sie satt bleiben und nicht auf das Fasten verzichten oder sogar ans Auslassen denken. Ihr Verstand füllt sich mit nichts als

Essen, weil Sie hungrig sind und nicht bemerken, dass Sie die Datei, die Ihr Chef benötigt, oder den Termin, den Sie einrichten müssen, bereits vergessen haben.

Alles andere nimmt den Rücksitz ein, während Nahrung die Hauptrolle spielt.

Es könnte passieren, dass Sie sich zu sehr auf Kaffee verlassen.

Kaffee ist das Trinkgeld für diejenigen, die zu beschäftigt sind, um normale Nahrung zu bekommen. Kaffee kann Sie stundenlang ohne Essen gesättigt erhalten. Kaffee kann jedoch für diejenigen, die fasten, ein zweischneidiges Schwert werden. Wenn Sie immer mehr Kaffee trinken, sollten Sie eine vorübergehende Pause einlegen und dann das Fasten fortsetzen. Wenn Sie mit dieser Routine dennoch fortfahren, kann es zu einer Kaffeeabhängigkeit kommen, die ungesund wird.

Zu viel Kaffee kann Ihren Schlafzyklus stören, was zu Angstzuständen und sogar Depressionen führen kann. Für diejenigen, die bereits unter diesen Bedingungen leiden, kann dies ein fataler Fehler sein. Es kann auch die Cortisol-Produktion ankurbeln, was Ihren Zuckergehalt erhöhen und eine Insulinresistenz entwickeln kann.

Sie können Nahrungsmittelunverträglichkeit und Entzündungsgefahr entwickeln.

Ihr Körper ist es gewohnt, regelmäßig zu essen. Wenn Sie fasten, stören Sie im Wesentlichen die Routine, an die Ihr Körper gewöhnt ist. Mit dieser Störung muss sich Ihr Körper anpassen, und bei diesem Übergang werden Sie Heißhunger auf Nahrung verspüren. Um dieses Verlangen zu stillen, werden Sie am Ende mehr essen. Sie werden nicht nur mit einem Stück Pizza oder einem Stück Krapfen zufrieden sein, sondern essen möglicherweise mehr zusammen mit reaktiven Produkten wie Gluten, Milchprodukten und vielem mehr. Dieser plötzliche Ansturm reaktiver Lebensmittel kann zu undichtem Darm, Nahrungsmittelunverträglichkeiten oder Entzündungen führen.

Sie könnten Essstörungen entwickeln.

Das vielleicht größte Risiko, das intermittierendes Fasten mit sich bringen kann, ist die Entwicklung von Essstörungen. Da Sie beim intermittierenden Fasten mehrere Mahlzeiten hintereinander auslassen müssen, kann es sein, dass Sie bei der nächsten Mahlzeit Essattacken bekommen. Dieses kontinuierliche Muster des Essens und Nichtessens kann zu einer Essstörung wie Bulimie, Magersucht und anderen Essstörungen führen. Für diejenigen, die bereits an Essstörungen leiden, kann dies ein fataler Fehler sein.

Intermittierendes Fasten: Männer VS. Frauen

Männer und Frauen reagieren unterschiedlich auf Veränderungen im Lebensstil, insbesondere auf Essgewohnheiten oder bestimmte Diäten. Im Allgemeinen haben Männer eine bessere Anpassungsfähigkeit an diese Veränderungen als Frauen, da die Auswirkungen dieser Veränderungen erst nach einer Weile wirksam werden und der Körper sich bereits angepasst hat, bis sie wirksam werden. Bei Frauen variieren die Auswirkungen dieser Veränderungen. Einige Frauen können die Veränderungen, die durch intermittierendes Fasten hervorgerufen werden, mit nur geringfügigen

Beschwerden meist in den ersten Tagen durchstehen. Danach ist es, als wäre nichts passiert und sie bleiben mit den Körpern zurück, von denen sie geträumt haben. Es gibt jedoch auch einige, die am Ende mehr Verluste als Gewinne haben. Einige Frauen können sich nicht leicht an die Veränderung anpassen, so dass sie Nebennierenprobleme, Schwangerschaftsprobleme, hormonelle Probleme und mehr entwickeln.

Dies ist der Hauptgrund, warum es als Frau besser ist, zuerst mit kurzen Phasen zu beginnen und sich zu arbeiten, um Ihren Körper langsam und allmählich aufzubauen, wenn Sie fasten möchten. Fasten für 12 Stunden und Essen innerhalb von 12 Stunden ist ein guter Anfang. Sie können den Zyklus nach ein paar Wochen auf 14/10 erhöhen. Männer können mit dem Zyklus 14/10 oder 16/8 beginnen und von dort aufsteigen, da sich der männliche Körper schneller an plötzliche Veränderungen anpasst als der weibliche.

Es wird auch empfohlen, dass die Mahlzeiten, die während der Essenszeit eingenommen werden, nährstoffreich sind und nicht nur eine Tüte Junk, um die Auswirkungen von ausgelassenen Mahlzeiten zu bekämpfen. Einige Beispiele sind Wasser, schwarzer Kaffee, kalorienfreie Getränke, Bananen, Samen und Nüsse, Vollkornprodukte und mehr. Das Knabbern oder Trinken dieser Leckereien während des Fastens hilft, Ihren Hunger zu stillen. Es wird auch dringend empfohlen, vorsichtig zu sein, wenn Sie mit Ihren Plänen fortfahren. Vermeiden Sie zu langes Fasten, da dies den Hormonhaushalt und verwandte Aspekte beeinträchtigen kann.

Kapitel 2: Positive Auswirkungen des intermittierenden Fastens

Intermittierendes Fasten wirkt sich auf viele Aspekte des Körpers aus. Die Hauptziele konzentrieren sich jedoch auf den Hormonhaushalt, einen besseren Stoffwechsel, Langlebigkeit und mehr. Nachfolgend sind die sechs größten Vorteile des intermittierenden Fastens aufgeführt:

Intermittierendes Fasten und Hormone

Viele Skeptiker haben die Auswirkungen des intermittierenden Fastens auf das hormonelle Gleichgewicht in Frage gestellt. Es gibt einige, die sich mit den negativen Auswirkungen des Fastens auf den Hormonhaushalt von Frauen befassen, während sich einige mehr auf die heilenden und ausgleichenden Wirkungen der Methode konzentrieren.

Interessanterweise beeinflusst das Fasten die weiblichen Hormone stärker als die männlichen. Untersuchungen haben ergeben, dass das Fasten bei richtiger Anwendung das Kusspeptin, ein Protein, das für die Kommunikation zwischen den Neuronen des Körpers verwendet wird und für die Aufrechterhaltung des GnRH essentiell ist, stimulieren kann. Es ist auch bekannt, dass das Fasten die Sekretion des Wachstumshormons erhöht, das Wunder an Muskeln, Geweben und vielem mehr bewirken kann.

Intermittierendes Fasten und Insulinresistenz

Es ist wichtig zu beachten, dass intermittierendes Fasten ein Ganzkörper-Trainingspaket ist. Ein weiterer Vorteil, den es bringen kann, ist sein Einfluss auf die Senkung des Insulinspiegels sowie der Insulinresistenz. Manchmal treten Probleme auf, wenn der Körper nicht auf das produzierte Insulin reagiert, was zu einer Insulinresistenz führt.

Insulin wird von der Bauchspeicheldrüse freigesetzt und wandert über die Blutbahn durch den Körper. Die Körperzellen lesen das Signal von Insulin, um den Zucker im Blut zu verwerten. Wenn eine Insulinresistenz auftritt, weigert sich der Körper, das von Insulin abgegebene Signal zu lesen, und es kommt zu einer Zuckeransammlung im Blut infolge von Diabetes. Das Fasten kann helfen, die Zuckermenge im Blut zu kontrollieren, indem es die Insulinproduktion und die Empfindlichkeit des Körpers gegenüber dem Protein stimuliert und die Möglichkeit der Entwicklung einer Insulinresistenz minimiert.

Intermittierendes Fasten und ein besserer Stoffwechsel

Die Untersuchung ergab, dass intermittierendes Fasten in der Tat den Stoffwechsel fördert. Das intermittierende Fasten hilft, das Fett im Körper zu verbrennen, ohne die magere Körpermasse zu gefährden. Die meisten Diäten fördern die Fettverbrennung, um Gewicht zu verlieren. Mit dem Prozess geht aber auch schlanke Körpermasse verloren.

Durch intermittierendes Fasten wird sichergestellt, dass so wenig magere Körpermasse wie möglich verloren geht, während Fett umgewandelt wird, um metabolisch aktiver zu werden und mehr Kalorien zu verbrennen.

Intermittierendes Fasten und Langlebigkeit

Seit Jahrhunderten haben die Menschen verschiedene Methoden studiert, um die Lebensdauer zu verlängern. Viele Vitamine und andere Nahrungsergänzungsmittel wurden entwickelt, um die Vitalität der Zellen zu steigern und den Körper länger zu unterstützen. Die Menschen haben sich so sehr auf Arzneimittel und Medikamente konzentriert, dass sie es versäumen, die sehr einfache und kostengünstigere Methode zur Steigerung der Lebenserwartung durch intermittierendes Fasten in Betracht zu ziehen.

Jüngsten Studien zufolge kann intermittierendes Fasten in der Tat die Lebensdauer einer Person verlängern. Durch intermittierendes Fasten werden die Aktivitäten der mitochondrialen Netzwerke in Zellen verändert, die das Altern der Zellen verlangsamen und deren Lebensdauer verlängern können. Durch das Fasten werden diese mitochondrialen Netzwerke einer eingeschränkten Ernährung unterworfen, die die Homöostase fördert. Um die Einschränkung anzupassen, erhöhen die Zellen die Plastizität der verschmolzenen und fragmentierten Teile des Netzwerks. Durch die Aufrechterhaltung der Homöostase dieser Netzwerke werden die Lebensdauer und die Gesundheit der Zellen erhöht.

Intermittierendes Fasten und gesündere Haut

In der heutigen Welt werden Frauen oft gehypt, wenn es neue Trends gibt, die ihnen eine jünger aussehende und gesündere Haut verleihen können. Dies liegt daran, dass eine gesunde, strahlende Haut häufig Jugendlichkeit und Schönheit widerspiegelt.

Durch intermittierendes Fasten können Sie die Gesundheit Ihrer Haut verbessern. Wenn Sie Ihrem Körper eine Pause gönnen, um sich von der Nahrungsverdauung und der Entgiftung zu erholen, werden Pickel und Akne vermieden. Das Fasten kann dem Körper helfen, sich auf die Reinigung zu konzentrieren, anstatt die Nahrung zu verdauen und zu verarbeiten. Durch die Reinigung werden die abgestorbenen Zellen entfernt und die Produktion neuer Zellen gefördert, wodurch Sie eine frischere und jüngere Haut erhalten.

Intermittierendes Fasten und Abnehmen

Im Grunde genommen verbrauchen Sie beim Fasten weniger Kalorien als gewöhnlich. Da der Körper weniger Kalorien erhält, wird das in Ihrem Körper gespeicherte Fett als Energiequelle verwendet. Während Ihr Körper dieses Fett für Energie brennt, verlieren Sie schließlich Gewicht.

Intermittierendes Fasten hilft dabei, den HGH-Spiegel in Ihrem Körper sowie das Insulin zu erhöhen. Das menschliche Wachstumshormon (HGH) fördert die

Fettverbrennung Ihres Körpers, um die Energie aus Ihren gespeicherten Fetten besser zu nutzen.

Dies gilt auch für Insulin. Fasten kann helfen, den Insulinspiegel in Ihrem Blut zu kontrollieren. Insulin hilft Ihrem Körper, das überschüssige Fett zu verlieren und zu verhindern, dass es zurückkommt. Wenn Sie Lebensmittel mit verarbeiteten Kohlenhydraten wie Nudeln, Brot, Reis und dergleichen zu sich nehmen, steigt der Insulinspiegel plötzlich an und sinkt dann wieder. Um mit diesen plötzlichen Veränderungen Schritt zu halten, behält Ihr Körper die Nahrung, die Sie essen, als Fett bei, anstatt sie für Energiezwecke zu verwenden. Das Fasten behebt dieses Problem.

Kapitel 3: Methoden des intermittierenden Fastens für Frauen

Zeitweiliges Fasten für Frauen: Zu erwartende Ergebnisse

Frauen, die sich zeitweise dem intermittierenden Fasten unterziehen, können unterschiedliche Vorteile und Ergebnisse erzielen. Dies liegt daran, dass intermittierendes Fasten zwar mehrere Vorteile bietet, es jedoch immer noch vom Körper abhängt, wie er die Veränderung akzeptiert, und von der Person, wie sie mit intermittierendem Fasten umgeht. Wenn Sie es jedoch richtig machen, sind hier einige der Ergebnisse des intermittierenden Fastens, die Sie erwarten können:

Verbesserter Stoffwechsel.

Wenn Sie intermittierendes Fasten richtig durchführen, ist eines der Dinge, die Sie als großartiges Ergebnis erwarten können: ein besserer Stoffwechsel. Es ist jedoch wichtig zu beachten, dass das Fasten ein Joker sein kann, wenn es darum geht, den Stoffwechsel zu steigern oder zu verlangsamen. Wenn Sie zu lange auf Mahlzeiten verzichten, passt sich Ihr Körper dem anhaltenden Hunger an, indem er den Stoffwechsel verlangsamt. Wenn Sie jedoch wie beim intermittierenden Fasten nur für kurze Zeit fasten, passt sich Ihr Körper an, indem er den Stoffwechsel anregt.

Einige Pfunde verlieren.

Fasten kann zu einem erheblichen Gewichtsverlust führen, wenn es richtig durchgeführt wird. Seien Sie jedoch vorsichtig, wenn Sie ausschließlich mit unterbrochenem Fasten auf Gewichtsverlust abzielen. Wenn Ihr Hauptziel des Fastens darin besteht, Gewicht zu verlieren und Sie nach dem Fasten auf ein Gewichtsplateau gelangen, bereiten Sie sich auf Enttäuschungen vor. Versuchen Sie also nicht, Gewicht zu verlieren, sondern Ihr allgemeines Wohlbefinden zu verbessern. Wenn Sie sich gesünder machen, wird der Gewichtsverlust für Sie einfacher.

Taufrische und gesündere Haut.

Ein weiteres Ergebnis, das Sie von intermittierendem Fasten erwarten können, ist eine gesündere Haut.

Intermittierendes Fasten hilft Ihrem Körper, sich selbst zu reinigen. Eine der besten Nebenwirkungen ist, dass Ihre abgestorbenen Zellen ebenfalls gereinigt werden und jüngere und gesündere Zellen für Ihre Haut zurückbleiben. Mit gesünderer Haut können Sie Akne- und Pickelausbrüche vermeiden.

Reduziert das Risiko von Diabetes.

Die Abnahme des Diabetesrisikos ist ein weiteres Ergebnis, das Sie vom Fasten erwarten können. Wenn Sie fasten, verringern Sie die Menge an Kalorien, die Sie zu sich nehmen. Da die meisten Kalorien, die Sie zu sich nehmen, aus verarbeiteten Zuckern und Kohlenhydraten stammen, können Sie das Risiko für Diabetes erhöhen, wenn Sie diese Lebensmittel regelmäßig zu sich nehmen. Indem Sie jedoch die Aufnahme solcher Lebensmittel reduzieren, verringern Sie das Diabetesrisiko.

Verringert das Risiko von Herz-Kreislauf-Erkrankungen.

Wenn Sie durch intermittierendes Fasten abnehmen, bedeutet dies, dass Ihr Körper das überschüssige Fett, das in Ihren Arterien, Zellen usw. gespeichert ist, verbrannt hat. Diese Fette sind die Hauptgründe für das Risiko, an Herz-Kreislauf-Erkrankungen zu erkranken. Wenn sie jedoch verschwunden sind, sinken Ihre Chancen, solche Krankheiten zu entwickeln, erheblich.

Obwohl intermittierendes Fasten ein weit verbreitetes Konzept ist, gibt es immer noch einige Variationen darüber, wie Menschen es in ihrem täglichen Leben anwenden. Diese Schwankungen beruhen auf mehreren Faktoren, hauptsächlich auf der Schwankung von

Fasten und Essenszeit. Einige der beliebtesten Methoden, die es heute gibt, sind:

Die Crescendo-Methode

Im Vergleich zu Männern reagieren Frauen empfindlicher auf Hungerschwankungen. Daher wird normalerweise nicht empfohlen, eine Woche lang ohne Pause zu fasten. Um dieses Bedürfnis zu befriedigen und dennoch intermittierendes Fasten anwenden zu können, liegt der Schwerpunkt des Crescendo-Fastens.

Als eine der beliebtesten Methoden der Gruppe wird Crescendo-Fasten durchgeführt, indem nicht aufeinanderfolgende Wochentage als Fastentage und die anderen nicht aufeinanderfolgenden Tage als normale Essentage ausgewählt werden. Die Fastenstunden liegen ebenfalls zwischen 12 und 16 Stunden und nicht mehr.

Grundsätzlich können Sie bei einem Crescendo zwei bis drei nicht aufeinanderfolgende Tage wählen, um 12 bis 16 Stunden lang zu fasten. Die restlichen Intervalltage werden Sie normal essen. Sie fasten beispielsweise jeden Dienstag, Donnerstag und Samstag für 14 Stunden. Sie können um 18.00 Uhr aufhören zu essen und um 8.00 Uhr wieder normal essen. In der anderen Hälfte der Tage nehmen Sie Ihre normale Essroutine wieder auf.

Wenn Sie mit der Crescendo-Methode fasten, werden Sie für kürzere Zeit zu schnell, was Ihnen noch hilft, diese zusätzlichen Kalorien zu verlieren. Darüber hinaus müssen Sie sich keine Sorgen machen, dass sich Ihre Essgewohnheiten plötzlich ändern, was sich auf Ihre Hormone auswirkt und ungünstige Veränderungen hervorruft.

Die 16/8-Methode

Wie der Name bereits sagt, umfasst die 16/8-Methode einen Fasten-Ess-Zyklus von 16 Stunden bis 8 Stunden. Das bedeutet, dass Sie 16 Stunden Ihres Tages als Fastenzeit reservieren und Ihre Essenszeit nur auf 8 Stunden beschränken. Sie können beispielsweise ab 18 Uhr am Montag fasten und Ihre erste Mahlzeit am Dienstag um 10 Uhr morgens einnehmen.

Die Stunden mögen lang sein, aber innerhalb des 16-Stunden-Fastenfensters können Sie Tee, schwarzen Kaffee, Sprudelwasser, zuckerfreie Limonaden und andere ähnliche Getränke konsumieren. Nach dieser Fastenzeit können Sie nach Belieben 8 Stunden lang essen.

Es ist jedoch wichtig zu beachten, dass die 16/8-Methode im Gegensatz zur Crescendo-Methode keine progressive Art des Fastens ist. Daher können Sie dies jeden Tag der Woche tun. Obwohl dies möglicherweise zu sichtbareren Ergebnissen beim Abnehmen führen kann, besteht auch ein höheres Risiko, dass sich Ihr Körper möglicherweise nicht schnell anpasst, was sich auf Ihre Hormone auswirken und zu einer verzögerten Menstruation usw. führen kann.

Diese Art des Essens kann auch schwieriger beizubehalten sein und erfordert Engagement, weshalb es vor allem für Menschen empfohlen wird, die es gewohnt sind, Mahlzeiten über einen längeren Zeitraum hinweg auszulassen. Meist sind es Frauen, die so beschäftigt bei der Arbeit sind, dass sie meistens zu spät kommen und auf Essen verzichten, um zu schlafen. Der Körper hat sich schon an die Routine gewöhnt und sich angepasst, was die 16/8-Methode nicht so weit hergeholt hat.

Die 5:2-Diät

Einige Leute sind nicht so scharf darauf, die Stunden zu beobachten, in denen sie aufhören sollen zu essen und wenn sie wieder essen sollen. Einige sind mehr mit Tagen vertraut. Daher tauchen diese Menschen, die in das intermittierende Fastenbecken eintreten, direkt in das 5:2-Diätmuster ein.

Bei der 5: 2Diät achten Sie nicht auf die Stunden, sondern auf die Tage. Bei dieser Methode haben Sie 5 Tage in der Woche, an denen Sie normal essen. Die restlichen zwei Tage fasten Sie. Dies bedeutet jedoch nicht, dass Sie nichts essen, wenn Sie heutzutage „fasten". Nein, Sie essen ungefähr ein Viertel von dem, was Sie normalerweise essen. Frauen wird geraten, nicht mehr als 500 Kalorien und Männer mit 600 Kalorien den ganzen Tag zu essen. Daher wird empfohlen, Gemüse, Fische, Eier und andere Lebensmittel mit der höchsten Fähigkeit zur Sättigung des Hungers, aber mit der geringsten Menge an Kalorien zu beladen.

Es wird auch empfohlen, nicht aufeinanderfolgende Fastentage zu wählen, d.h. Sie können montags, dienstags, donnerstags und freitags normal und mittwochs und samstags fasten. So geben Sie Ihrem Körper eine Pause zwischen Essen und Fasten.

Bei dieser Methode müssen Sie sich keine Gedanken über Zeiten machen, in denen Sie nichts essen. Denken Sie nur daran, an den ausgewählten Fastentagen weniger zu essen, und schon kann es losgehen. Sie verlieren zusätzliche Kalorien, ohne die Nahrungszufuhr zu unterbrechen, sondern reduzieren sie einfach um einige Stufen.

Das 24-Stunden-Protokoll

Wie der Name der Methode schon sagt, werden Sie, wenn Sie sich für diese Methode entscheiden, 24 Stunden lang fasten. Diese Methode wird auch als Eat-Fast-Eat-Methode bezeichnet. Diese Methode des intermittierenden Fastens umfasst die Zuweisung von ein oder zwei Tagen pro Woche zum Fasten für 24 Stunden. Es kann sein, dass Sie Ihre letzte Mahlzeit am Dienstag um 20:00 Uhr einnehmen und den Magen für den Rest der Zeit mit schwarzem Kaffee, Wasser oder Tee auffüllen. Sie essen dann Ihre nächste Mahlzeit am Mittwoch um 20 Uhr. Sie können dies dann am Samstagabend als letzte Essenszeit und am

Sonntagabend wiederholen, um Ihre erste Mahlzeit nach dem Fasten einzunehmen.

Manche Menschen essen zu Beginn ihres 24-Stunden-Fastens eine schwere Mahlzeit und beenden ihr Fasten mit einem einfachen Snack. Es gibt wirklich keine Spezifikation, wie Sie Ihr 24-Stunden-Fasten beginnen oder beenden. Wichtig dabei ist, dass Sie die 24-Stunden erreichen. Denken Sie daran, dass Sie innerhalb dieser 24 Stunden Hunger verspüren und dass Sie sich innerhalb dieser Zeit verpflichten sollten, kalorienfreie Getränke zu trinken. Wasser ist am besten. Sie können auch 2-3 Tassen Tee oder schwarzen Kaffee trinken.

Diese Methode wird nicht für Personen empfohlen, die einen Tag ohne feste Nahrung nicht überleben können. Es wird auch empfohlen, dass Sie während Ihrer geschäftigen Stunden, wie dem Arbeitsessen oder der Arbeitszeit, rund um die Uhr mit dem Fasten beginnen. Dort können Sie nicht wirklich an Essen denken, weil Sie beschäftigt sind mit der Arbeit.

Das Fasten am alternativen Tag

Das Fasten am alternativen Tag wird im Volksmund auch als UpDayDownDay-Diät bezeichnet. Wie der Name schon sagt, bedeutet dies, dass Sie zwischen Fasten und Essen wechseln. Die Tage, an denen Sie normalerweise essen, sind Ihre „Up"-Tage nach oben, während die Tage, an denen Sie fasten, Ihre „Down"-Tage nach unten sind. Ihre „Up"Tage können der erste, dritte, fünfte und siebte Tag oder die Woche sein, während Ihre „Down"-Tage der zweite, vierte und sechste Tag sein können. Während Ihrer „Up"-Tage essen Sie normal, ohne Änderungen in Ihren

Mahlzeiten. Aber an Ihren „Down"-Tagen können Sie nur ein Viertel oder weniger von dem essen, was Sie normalerweise essen.

Es gibt jedoch auch Menschen, die an den Absenktagen komplett fasten, d.h. es gibt überhaupt keine Mahlzeit, nur Wasser, Tee oder schwarzen Kaffee. Jetzt, obwohl dies machbar ist, wird es nicht für Frauen empfohlen, die noch nicht mit intermittierendem Fasten vertraut sind. Dies liegt daran, dass sich das Freihalten von Nahrungsmitteln an drei Tagen in der Woche auf die Gesundheit auswirken kann, insbesondere auf die empfindlichen Hormone.

Wenn Sie diese Fastenmethode ausprobieren möchten, ist es daher am besten, an Ihren Ruhetagen noch etwas zu essen. Achten Sie einfach darauf, sie unter 400 oder 500 Kalorien zu halten.

Die Krieger-Diät

Das Konzept der Krieger-Diät lässt sich auf die Ernährungsgewohnheiten von Kriegern zurückführen. Krieger von vor langer Zeit verbrachten den größten Teil des Tages mit Training. Sie dürfen erst nach dem Training essen und sich ausruhen, nachts. Das Training dauert in der Regel 20 Stunden und die restlichen 4 Stunden werden zum Ausruhen und Essen verwendet.

Diese heute angewandte Methode konzentriert sich auf das Unteressen und fördert das Essen in der Nacht. Das Essen wird nachts gemacht, weil es die Natur der Menschen als nächtliche Esser untersucht. Dies bedeutet jedoch nicht, dass Sie während der gesamten 20 Stunden des Fastens nichts konsumieren dürfen. Sie können frisches Obst, Gemüse und kalorienfreie

Getränke zu sich nehmen. Diese Fastenmahlzeiten dienen dazu, die Reaktion des Nervensystems auf „Kampf oder Flucht" zu maximieren, um die Energie zu steigern, den Stoffwechsel zu verbessern und die Aufmerksamkeit während des Tages zu fördern.

Wenn das Fasten zu Ende ist, wird empfohlen, dass Sie für die eine schwere Mahlzeit, die Sie innerhalb des 4-stündigen Essensfensters essen, Gemüse, Proteine und Fett vorrangig zu sich nehmen. Wenn Sie nach dem Essen immer noch nicht satt sind, können Sie nur dann Kohlenhydrate essen. Diese eingeschränkte Nahrungsaufnahme hilft, die Verdauung zu fördern, den Körper zu entspannen und zu beruhigen und ihn von den anstrengenden Aktivitäten des Tages zu heilen.

Das spontane Überspringen von Mahlzeiten

Wenn Sie nicht routinemäßig vorgehen möchten, sind die anderen Methoden möglicherweise nicht für Sie geeignet. Dies bedeutet jedoch nicht, dass Sie nicht mit Unterbrechungen fasten können. Sie müssen nicht unbedingt einen festen Ess-Fasten-Zyklus einhalten, um intermittierend zu fasten. Indem Sie einfach ab und zu ein paar Mahlzeiten auslassen, fasten Sie immer noch.

Sofern es nicht so intensiv ist wie die anderen Methoden, kann das spontane Überspringen von Mahlzeiten dennoch gute Ergebnisse liefern. Wenn Sie an einem Tag nicht wirklich frühstücken möchten, können Sie diese Mahlzeit auslassen und eine gesunde

Mahlzeit zum Mittag- und Abendessen zu sich nehmen. Das Gute am spontanen Überspringen ist, dass Sie schnell sind, wann immer Sie wollen. Dies ist gut für diejenigen, die viel zu beschäftigt bei der Arbeit sind, als dass sie versehentlich vergessen, zu essen. Wenn Sie wegen der Arbeit zu beschäftigt sind, um zu Mittag zu essen, überspringen Sie. Wenn Sie nicht wirklich hungrig sind, haben Sie keinen Grund zu essen, es sei denn, Sie befolgen eine strenge ärztliche Routine.

Sie können sogar zwei Mahlzeiten pro Tag auslassen, normalerweise Frühstück und Abendessen, besonders wenn Sie einen sehr hektischen Tagesablauf haben. Stellen Sie einfach sicher, dass Sie für Ihre nächste Mahlzeit eine gesunde zu sich nehmen.

Unabhängig davon, welche intermittierende Fastenmethode Sie bevorzugen, stellen Sie sicher, dass sie für Sie am besten geeignet ist. Es wird nicht empfohlen, eine Methode zu überstürzen, ohne darüber nachzudenken, und sogar Experten zu konsultieren, wenn weitere Unterstützung erforderlich ist. Denken Sie daran, dass Ihre Gesundheit und Ihr allgemeines Wohlbefinden immer an erster Stelle stehen müssen, bevor Sie mit einem intermittierenden Fasten beginnen.

Kapitel 4: Intermittierendes Fasten und Körperbewusstsein

Es ist wichtig, dass Frauen wie Sie nicht abrupt und launisch intermittierend fasten. Wenn Sie sich für ein intermittierendes Fasten entscheiden, müssen Sie sich Ihrer Bereitschaft, sich zu engagieren, sicher sein und bereit sein, mit den positiven und negativen Veränderungen umzugehen. Dies ist genau der Grund, warum Sie zuerst Ihre persönlichen Ziele, Ihren körperlichen Zustand und andere wichtige Faktoren lernen und berücksichtigen müssen.

Auf den Körper und seine Bedürfnisse hören

Einige Frauen, die sich zeitweise dem Fasten hingeben, tun dies willkürlich. Sie tun es, um ihr Ziel zu erreichen, vor allem, um Gewicht zu verlieren. Sie tun es trotz der Schreie und Warnsignale ihres Körpers, die nicht der Fall sein sollten. Denken Sie daran, bevor Sie sich für eine Aktivität entscheiden, die sich erheblich auf Ihren Körper auswirken kann, Ihrer Gesundheit immer Priorität einzuräumen. Was nützt es, den perfekten Strandkörper zu erreichen?

Wann endet das Leiden am Ende? Denken Sie also immer zuerst an Ihre Gesundheit.

Nun, es gibt eine Menge Dinge, die Ihr Körper braucht, die Sie erreichen müssen, während Sie in der Lage sind, intermittierend zu fasten. Hier sind die wichtigsten Anliegen:

Vernachlässigen Sie nicht Ihre Ernährung.

Wenn Sie intermittierend fasten, ist es selbstverständlich, dass Sie einige Kalorien abbauen. Das bedeutet jedoch nicht, dass Sie auch die Ernährung einschränken. Es gibt viele Möglichkeiten, wie Sie den Kalorienverlust steigern können, indem Sie gesunde Mahlzeiten mit Gemüse, Obst, magerem Fleisch und kalorienfreien Getränken zu Ihren Mahlzeiten zu sich nehmen. Opfern Sie nicht die Ernährung zur Gewichtsreduktion. Sie verlieren immer noch diese zusätzlichen Kalorien, ohne auf die benötigten Nährwerte verzichten zu müssen.

Einfach in die Methode einsteigen.

Als Frau reagiert Ihr Körper anders auf Veränderungen als Männer. Daher ist es wichtig, dass Sie beim intermittierenden Fasten, insbesondere wenn es Ihr erstes Mal ist, die Dinge schrittweise tun. Nehmen Sie nicht wie bei der Krieger-Diät oder dem 24-Stunden-Protokoll sofort an einem vollständigen Fasten teil. Sie können diese ausprobieren, nachdem Sie den Dreh raus haben. Es ist besser, zuerst mit den milderen Methoden wie der Crescendo-Methode, der 16/8-Methode oder der 5:2-Diät zu beginnen. Wenn diese Methoden für Sie immer noch zu plötzlich sind, entscheiden Sie sich einfach für das grundlegende spontane Überspringen von Mahlzeit.

Bleiben Sie hydratisiert.

Ihr Körper braucht Wasser, um richtig zu funktionieren. Es ist wichtig, dass Sie während des intermittierenden Fastens immer mit Feuchtigkeit versorgt bleiben. Sie können Wasser, Tee, schwarzen Kaffee und andere kalorienfreie Getränke trinken. Diese

Arten von Getränken halten Sie gut mit Feuchtigkeit versorgt, ohne auf Ihre intermittierenden Fastenpläne zu verzichten.

Intermittierendes Fasten: Folgen VS. Verstehen

Eines der Hauptprobleme bei Frauen, die sich mit intermittierendem Fasten beschäftigen, besteht darin, dass diejenigen, die völlig neu im Trend sind, nur die folgenden Schritte ausführen, ohne die gesamte Methode vollständig zu verstehen. Dies führt zu vielen Konsequenzen über den gesamten Prozess hinweg. Daher ist es sehr wichtig, nicht nur den intermittierenden Fastenprozess zu befolgen, den Sie ausprobieren möchten, sondern auch zu verstehen, wie intermittierendes Fasten richtig durchgeführt wird.

Wenn Sie intermittierend fasten, müssen Sie den gesamten Prozess verstehen, um feststellen zu können, welche Teile der Methode bei Ihnen nicht funktionieren. Zum Beispiel möchten Sie das 24-Stunden-Protokoll ausprobieren, weil ein Freund es getan hat und Sie glauben, dass es Ihnen den schnellsten Trimm gibt, den Sie brauchen, um Ihren Traum-Bikinikörper zu bekommen. Sie haben jedoch noch nie versucht, in der gleichen Länge oder auch nur in der Hälfte der Zeit zu fasten. Wenn Sie die Methode ausprobieren, können Sie sich selbst mehr Schmerzen zufügen als helfen.

Dies geht darauf zurück, wie wichtig es ist, zuerst die Bedürfnisse Ihres Körpers zu verstehen. Bevor Sie eine intermittierende Fastenmethode anwenden, müssen Sie genau wissen, was Sie tun und was nicht tun sollten und was nicht. Wenn Sie ein klares Verständnis dafür haben, was Sie erreichen möchten, wie Sie diese Ziele erreichen und welche Aspekte zu beachten sind, bevor Sie beginnen, können Sie die Knicke des Prozesses beseitigen. Es wird Ihr Leben unendlich leichter und gesünder machen.

Denken Sie also noch einmal daran, dass Sie nicht jedem einzelnen Schritt und Trend im zeitweiligen Fasten folgen müssen. Wichtig ist hierbei, dass Sie die Risiken, die Vorteile und die Möglichkeiten, wie Sie sich an die Veränderung anpassen können, vollständig verstehen.

Kapitel 5: Ihre Ernährungsgewohnheiten und intermittierendes Fasten

Eines der größten Probleme beim Fasten mit Unterbrechungen besteht darin, nicht zu wissen, welche Lebensmittel Sie während der gesamten Phase zu sich nehmen können und von welchen Sie sich meilenweit fernhalten sollten. Als Frau braucht es manchmal viel Engagement und Disziplin, um sich von Ihrem Lieblingsnahrungsmittel fernzuhalten, besonders wenn es mit all diesen guten Kalorien gefüllt ist. Es ist auch ziemlich schwierig zu bestimmen, welche Lebensmittel für den Verzehr geeignet sind, welche für den Verzehr erforderlich sind und welche Sie beim intermittierenden Fasten unbedingt vermeiden sollten. Daher wird dieses Kapitel auf dieses spezielle Anliegen eingehen.

Die richtige Nahrung zum Essen

Neben der Einhaltung der Fastenzeiten ist es auch wichtig, während der Essenszeit die richtigen Lebensmittel zu sich zu nehmen. Auch wenn es keine Einschränkungen dafür gibt, was Sie in Ihrem Essensfenster essen können, sind einige notwendige Einschränkungen dennoch besser. Zum Beispiel fasten Sie 14 Stunden und laden dann während Ihres 10-stündigen Essensfensters Burger, Pommes, Biere und all diese kohlenhydratreichen Lebensmittel auf. Stellen Sie sich vor, wird das Fasten tatsächlich so funktionieren? Nein, oder?! Dies liegt daran, dass es immer noch besser ist, Lebensmittel zu sich zu nehmen, die die Wirkung verstärken und nicht behindern, um das bestmögliche Ergebnis für Sie zu erzielen, wenn Sie mit Unterbrechungen fasten.

Also, welche Lebensmittel und Getränke sollten Sie während Ihres Essensfensters konsumieren? Nun, hier sind die Top 10:

Wasser

Es ist sehr wichtig, dass Sie sich immer mit Feuchtigkeit versorgen, wenn Sie mit Unterbrechungen fasten. Um das zu tun, müssen Sie deutlich mehr Wasser zu sich nehmen. Sie können auch andere kalorienfreie Getränke trinken. Wasser ist jedoch immer noch das Beste. Es hält Ihre Organe gesund und versorgt Sie gut mit Feuchtigkeit. Wenn Sie es nicht vertragen, während der gesamten Tortur nur reines Wasser trinken, können Sie Zitronensaft einpressen, um dem Körper einen kleinen Kick zu verleihen. Denken Sie auch an die wichtigen Anzeichen einer

Dehydration. Wenn Ihr Urin dunkelgelb wird, bedeutet dies, dass Sie dehydriert sind. Je blasser die Farbe des Urins ist, desto besser ist Ihre Gesundheit. Sie müssen also viel Wasser trinken.

Vollkorngetreide

Das Essen vieler Kohlenhydrate ist eine große Verletzung des gesamten Konzepts des intermittierenden Fastens. Dies bedeutet jedoch nicht, dass Sie dies vollständig vermeiden sollten. Sie können immer noch ein paar Kohlenhydrate durch den Verzehr von Vollkornprodukten genießen. Diese Körner haben einen hohen Fasergehalt sowie einen hohen Proteingehalt. Dies bedeutet, dass Sie auch bei kleinen Portionen immer noch satt werden, was Ihr Essbedürfnis verringert. Studien zeigen auch, dass Vollkornprodukte Ihren Stoffwechsel steigern können, was beim Fasten sehr wertvoll ist.

Avocados

Avocado ist eine kalorienreiche Frucht. Da jedoch das meiste Fett in der Avocado einfach ungesättigt ist, erhalten Sie eine höhere Sättigung. Viele Studien zeigen, dass die Zugabe von Avocados zu Ihrer Mahlzeit während des Fastens Sie länger satt hält, wenn Sie diese köstlichen Früchte essen. Sie müssen auch nicht die gesamte Frucht essen, um satt zu werden. Alles, was Sie brauchen, ist die Hälfte der Portion, die Sie mit Ihrer Mahlzeit mischen, und Sie können stundenlang ohne Hungergefühl auskommen.

Fisch

Wenn Sie fasten möchten, ist es wichtig, dass Sie Fisch in Ihre nächste Mahlzeit einbeziehen. Dies liegt daran, dass es bekanntermaßen reich an Eiweiß und gesunden

Fetten ist. Es gibt auch hohe Mengen an Vitaminen, insbesondere Vitamin D. Da Ihr Ziel beim Fasten darin besteht, weniger Lebensmittel als gewöhnlich zu sich zu nehmen, warum nicht eines mit hohem Nährwert wählen? Es trägt auch zum süßen Angebot bei, dass Fisch Ihre geistige Gesundheit fördern kann, ohne Ihre Körperziele zu beeinträchtigen.

Ballaststoffreiche Lebensmittel

Egal, ob Sie eine Diät einhalten, eine strenge Diät zum Fasten einhalten oder einen Lebensmitteltrend verfolgen, es ist durchaus üblich, dass die Werbung die Menschen nach links und rechts drängt, ballaststoffreiche Lebensmittel zu essen. Dies liegt daran, dass ballaststoffreiche Lebensmittel wie Rosenkohl, Brokkoli, Blumenkohl und vieles mehr zur Stabilisierung Ihres Darms beitragen. Diese Lebensmittel helfen Ihnen, Verstopfung während Ihrer

Fastenreise zu vermeiden, und sie helfen Ihnen auch dabei, länger satt zu bleiben, was wichtig ist, wenn Sie nach dem Fasten keine Essattacken haben möchten.

Bohnen und Hülsenfrüchte

Carbs Beschränkung ist nicht wirklich so streng, wenn Sie vorhaben, zeitweise zu fasten. Da Frauen jedoch erheblich an Gewicht zunehmen können, wenn viele Kohlenhydrate in die Routine aufgenommen werden, ist es am besten, sich an begrenzte Mengen zu halten. Eines der besten Lebensmittel, um Kohlenhydrate zu erhalten, sind Bohnen wie Kichererbsen, Linsen und andere Hülsenfrüchte. Bohnen und Hülsenfrüchte steigern bekanntermaßen auch dann den Gewichtsverlust, wenn Sie diese Kalorien nicht zu sich nehmen.

Eier

Eier sind für manche Reisende ein sehr bekanntes Grundnahrungsmittel. Dies liegt daran, dass Eier mit vielen Proteinen verpackt sind und weniger Zeit zum Kochen benötigen als beispielsweise Reis und andere Lebensmittel, was sich hervorragend für lange Stunden eignet, ohne etwas zu essen. Da sie viele Proteine enthalten, etwa 6 Gramm für große, sind Sie weniger hungrig, wenn Sie Eier essen, und können länger ohne Nahrung auskommen. Diese Natur von Eiern macht sie zu einem idealen Nahrungsmittel für intermittierendes Fasten.

Nüsse

Wenn Sie während des Fastens Hunger verspüren, sollten Sie einige Nüsse probieren. Obwohl sie mehr

Kalorien enthalten als andere Snacks, die Sie essen können, sind Nüsse reich an mehrfach ungesättigten Fetten, die Ihren Hunger dämpfen und länger sättigen. Walnüsse und Mandeln sind gute Beispiele. Wann immer Sie das Gefühl haben, dass Ihre Mahlzeit nicht ausreicht, um die Lebensdauer zu verlängern, anstatt mehr Nahrung anzuhäufen, essen Sie stattdessen Walnüsse, Mandeln, Haselnüsse oder andere Nüsse.

Beeren

Smoothies sind bei Diätpatienten sehr häufig – intermittierendes Fasten ist keine Ausnahme. Smoothies werden üblicherweise aus Obst und Gemüse hergestellt. Einige der beliebtesten Zutaten sind Beeren wie Erdbeeren, Heidelbeeren und Preiselbeeren. Beeren stecken voller Vitamin C, das für Ihr Immunsystem von entscheidender Bedeutung ist. Eine Tasse Beeren, die auf Ihren Smoothie geworfen oder roh verzehrt wird, entspricht zu 100 Prozent dem erforderlichen Tageswert. Beeren sind auch reich an Flavonoiden, die bekanntermaßen die Gewichtszunahme verlangsamen, wie Studien gezeigt haben.

Probiotikahaltige Lebensmittel

Ihr Magen hat winzige natürliche Bewohner, die verärgert sind, wenn sich das Gleichgewicht ändert. Wenn Sie mit Unterbrechungen fasten, können Sie erwarten, dass Ihre Essgewohnheiten von Ihren Gewohnheiten abweichen. Dies stört das Gleichgewicht in Ihrem Magen, was wiederum auch die kleinen Lebewesen stört, die Reizungen verursachen, die unter anderem zu Verstopfung führen können. Um diesen Effekten entgegenzuwirken, wird empfohlen, Probiotika zu verwenden. Lebensmittel, die reich an Probiotika sind, wie Joghurt, Kraut, Kombucha, Gurken, Kimchi, Miso, Kefir und andere, sollten ein

Grundnahrungsmittel während Ihres Fastenfensters sein.

Zu vermeidende Lebensmittel

Wenn es in Ihrem Menü „ein Muss" gibt, dann gibt es auch „ein Vermeiden". Diese Lebensmittel, die man unbedingt meiden muss, können die Wirkung des Fastens beeinträchtigen und dämpfen. Dies ist der Grund, warum, wenn Sie es unterlassen können, sie in Ihre Mahlzeiten aufzunehmen, dies dann tun, aber wenn sie nicht vermieden werden können, dann verbrauchen Sie sie nur in kleinen Mengen und so viel wie möglich und essen Sie zwei oder mehr davon zusammen. Also, hier sind die Top 10 Lebensmittel, die Sie definitiv während Ihrer Mahlzeiten weglassen können:

Weißer Reis

Kohlenhydrate sind Ihr größter Feind, wenn Sie fasten. Daher ist es ein großes Nein, sich dabei Reis zu gönnen. Dies liegt daran, dass Reis, insbesondere die weiße Sorte, viel Stärke enthält und Stärke das Speichermedium für Kohlenhydrate ist. Wenn Sie direkt nach dem Fasten weißen Reis zu Ihrer Mahlzeit essen, verursacht dies nachteilige Auswirkungen wie Lethargie oder Schläfrigkeit. Weißer Reis kann auch leicht als Fett gelagert werden, was die Gewichtszunahme fördert.

Frittierte Lebensmittel

Gebratene Lebensmittel sind auch einige der Lebensmittel, die Sie direkt nach dem Fasten vermeiden müssen. Dies liegt daran, dass frittierte

Lebensmittel mit gesättigten Fetten und anderen überschüssigen Fetten gefüllt sind. Wenn Sie Ihre erste Mahlzeit nach der Fastenzeit einnehmen, ist es in der Regel sehr wahrscheinlich, dass Sie sich an der Nahrung stören. Wenn Sie auf frittierte Speisen aus sind, wird mehr Fett in Ihrem Körper gespeichert, was zu einer Gewichtszunahme führt. Dies vereitelt den Zweck des Fastens in hohem Maße.

Kohlensäurehaltige Getränke

Kohlensäurehaltige Getränke haben einen hohen Zuckergehalt. Viel Zucker in Ihrer Mahlzeit direkt nach dem Fasten führt nur dazu, dass Sie lethargisch und weniger aktiv sind. Kohlensäurehaltige Getränke schocken Ihren Magen auch vor dem plötzlichen Zuckeranstieg, der zu Verstopfung, Blähungen und anderen möglichen Problemen führen kann. Wenn Sie während des Essens Durst verspüren, trinken Sie stattdessen kaltes Wasser oder etwas Tee.

Kaffee

Obwohl es manchmal ratsam ist, Kaffee zu trinken, während Sie fasten, um Ihren Hunger zu kontrollieren, gibt es auch einige andere Nachteile. Wenn Sie während des Fastens keinen Kaffee zu sich nehmen, steigt nur die Säure in Ihrem Darm und Sie werden krank. Wenn Sie gerne eine oder zwei Tassen Kaffee trinken, achten Sie darauf, dass Sie nur schwarzen Kaffee ohne Zucker, Sahne oder Milch trinken, da dies den Magen schont und Sie immer etwas dazu essen.

Fettige Lebensmittel

Es wird nicht empfohlen, Lebensmittel mit zu viel Fett direkt nach dem Fasten oder während des Fastens zu sich zu nehmen. Dies liegt daran, dass diese Lebensmittel nur zu dem in Ihrem Körper gespeicherten Fett beitragen, was zu mehr Kalorien führt, die Sie an erster Stelle verbrennen sollten. Wenn Sie wirklich ein paar Fette in sich haben müssen, um beim Fasten zufrieden zu sein, warum schlemmen Sie dann nicht stattdessen ein paar Nüsse wie Walnüsse?

Raffinierter Zucker

Der Verzehr von mit raffiniertem Zucker vermischten Produkten kann die Wirkung des Fastens beeinträchtigen. Wenn Sie gleich nach dem Fasten hungrig werden, sollten Sie nicht sofort süße Speisen wie Bagels, Eis, Pralinen und andere Desserts zu sich nehmen. Dies liegt daran, dass Ihr Körper selbst beim Fasten in der Lage ist, all diese Zucker rechtzeitig zu verwerten. Einige davon werden nur als Teil von überschüssigem Fett gespeichert, das zur Gewichtszunahme beiträgt.

Weißes Mehl

Weißmehl sollten Sie beim Fasten auch vermeiden. Dies liegt daran, dass Weißmehl bereits verarbeitet und von den essentiellen Ballaststoffen befreit wurde, die zur Verbesserung des Darmzustands beitragen können. Produkte aus Weißmehl wie Brot sind ebenfalls nur leere Kalorien. Sie haben nicht mehr die essentiellen Nährstoffe, die wichtig sind, um gesund zu bleiben. Anstatt Lebensmittel aus Weißmehl wie normales Brot, Müsli oder Cracker zu essen, sollten Sie stattdessen Vollkornprodukte verwenden. Es gibt verschiedene Sorten von Vollkornbrot und Crackern auf dem Markt, um Ihre Bedürfnisse zu befriedigen.

Konservierte Lebensmittel

Konservierte Lebensmittel oder Lebensmittel, die auf den Märkten vorverpackt wurden, enthalten Konservierungsmittel und künstliche Zutaten, die nicht gut für Ihren Körper sind. Auch wenn Sie nicht fasten, ist es immer am besten, biologisch zu fahren. Anstatt Tomaten aus der Dose zu essen, nehmen Sie sich Zeit, um stattdessen frische Produkte zu kaufen. Diese konservierten Lebensmittel befriedigen Sie nur vorübergehend und machen Sie sofort wieder hungrig.

Salzige Lebensmittel

Der Verzehr von salzigen Produkten direkt nach stundenlangem Verzehr kann nur zu Problemen für Sie führen. Salzige Lebensmittel können Ihren Blutdruck erhöhen und zu Übelkeit führen. Es kann auch zu Magenverstimmung führen, da plötzlich Salz in Ihrem

Darm aufsteigt. Vermeiden Sie daher so viel wie möglich, salziges Essen zu sich zu nehmen, wenn Sie fasten. Wenn es wirklich nicht geholfen werden kann, trinken Sie immer zuerst Wasser und essen Sie jeweils nur kleine Portionen.

Molkereiprodukte

Milchprodukte sind gleich nach dem Fasten eine so große Versuchung. Denken Sie jedoch daran, dass Ihr Magen nach stundenlangem Fasten ziemlich empfindlich ist und möglicherweise nicht in der Lage ist, Nahrungsmittel mit hohem Kaloriengehalt sofort vorzuschlagen. Daher ist es wichtig, dass Sie nicht sofort Lebensmittel mit vielen Kalorien zu sich nehmen, da dies nur Ihrem Magen schadet und Verstopfung und Magenschmerzen verursacht. Milch und andere Milchprodukte sind mit so vielen Kalorien wie möglich gepackt. Vermeiden Sie es, diese zu essen, während Sie mit Unterbrechungen fasten.

Es ist wichtig, wachsam zu bleiben und auf die Lebensmittel zu achten, die Sie essen, wenn Sie mit Unterbrechungen fasten. Dies liegt daran, dass Sie Ihren Fortschritt möglicherweise beeinträchtigen, wenn Sie nicht genau überwachen, was Sie essen. Anstatt diese zusätzlichen Kalorien zu verlieren, könnten Sie am Ende mehr als das gewinnen, was Sie verlieren, was das Gegenteil von dem ist, was Fasten sein sollte.

So planen Sie Mahlzeiten: Intermittierendes Fasten für Anfänger

Wann Sie Ihre Mahlzeiten einplanen müssen, ist ein wesentlicher Aspekt des intermittierenden Fastens. Für

Frauen ist es wichtig, dass Sie Ihre Mahlzeiten strategisch planen, um so viele Veränderungen in Ihrem Körper zu vermeiden, die das hormonelle Gleichgewicht Ihres Körpers beeinträchtigen können. Wenn Sie sich nicht sicher sind, wie Sie vorgehen sollen, sollten Sie immer zuerst Ihren Arzt konsultieren.

Wie auch immer, wenn Sie sich bereits entschlossen haben und Ihre intermittierende Fastenreise unbedingt beginnen möchten, finden Sie hier eine Auflistung eines einfachen Speiseplans, dem Sie folgen können. Der Speiseplan ist in drei Teile gegliedert: Anfänger, Mittelstufe, Oberstufe und Fortgeschrittene.

Einsteigerplan

Wenn Sie ein Anfänger des intermittierenden Fastens sind, ist es wichtig, die Dinge einfach und leicht zu halten. Für den Anfang können Sie Ihr Fastenfenster zu

Stunden haben, die für Sie bequemer sind. Sie können Ihr Fasten von 18.00 Uhr bis 8.00 Uhr am nächsten Tag und Ihr Essensfenster von 8.00 Uhr bis 18.00 Uhr beginnen. So haben Sie 14 Stunden Fastenzeit und 10 Stunden Essenszeit. Wenn Sie einen solchen Zeitplan haben, können Sie sich nach und nach auf lange Essenszeiten einstellen, ohne drei Mahlzeiten am Tag zu verpassen. Sie können sogar kleine Snacks zu Ihren Mahlzeiten genießen.

Sie können diesem Muster folgen:

8:00 – Frühstück

12:00 – Mittagessen

14:30 – Snacks

18:00 – Abendessen

Sie können dies jeden Tag tun, aber als Anfänger wird empfohlen, dies mäßig zu tun, so dass dies für 2-3 Tage pro Woche ein guter Start sein kann. Nicht sofort ins Getümmel springen. Passen Sie Ihren Körper zuerst an die Veränderungen an.

Plan mittlerer Stufe

Wenn Sie kein absoluter Neuling beim intermittierenden Fasten sind, aber noch zögern, lange Stunden zu verweilen, dann ist der Zwischenplan für Sie. Mit diesem Zeitplan haben Sie 16 Stunden Fastenzeit und 8 Stunden Essenszeit. Sie können es auch ein wenig auf Touren bringen, indem Sie 18 Stunden fasten und 6 Stunden essen. Sie haben schnell längere Stunden, aber nicht zu lange, um Ihren Körper sofort zu schocken. Sie müssen sich auch nur auf diese Art von Plan einlassen, wenn Sie bereits versucht haben, zeitweise zu fasten.

Für den 16-8-Plan können Sie diesen Zeitplan befolgen:

10:00 – Snacks / Kleine Mahlzeit

12:00 – Mittagessen

14:30 – Snack

18:00 – Abendessen

Für den Plan 18-6 können Sie diesen Zeitplan einhalten:

12:00 – Mittagessen

14:30 – Snack

18:00 – Abendessen

Es liegt in Ihrem Ermessen, ob Sie dies täglich oder nur an ausgewählten Wochentagen planen. Wenn Sie sich nicht ganz sicher sind, was Sie tun sollen, können Sie diesen Speiseplan 2-3, sogar 4 Tage die Woche befolgen. Auf diese Weise haben Sie Tage, an denen Sie normal essen können, und Tage, an denen Sie fasten können. Selbst wenn Sie täglich fasten, gibt es immer noch Tage, an denen Sie Ihren Kalorienverbrauch senken. Das ist immer noch ein großer Verlust Ihrer normalen Kalorienaufnahme pro Woche.

Plan oberer mittlerer Stufe

Wenn Sie sich mit intermittierendem Fasten sicherer fühlen, können Sie mit dem oberen Zwischenplan aufwärts gehen. In diesem Plan können Sie zwei nicht aufeinanderfolgende Wochentage auswählen, um nichts zu essen und nur Flüssigkeiten zu konsumieren. Die restlichen 5 Tage können Sie normale Mahlzeiten zu sich nehmen.

Hier ist ein Beispielplan für die 2 Tage, an denen Sie 24 Stunden fasten werden:

Dienstag

19:00 – Letzte Mahlzeit mit Wasser

Mittwoch

7:00 – Keine Mahlzeiten, Getränke, Wasser oder Tee

12:00 – Keine Mahlzeiten, Getränke, Wasser oder Tee

15:00 – Keine Mahlzeiten, Getränke, Wasser oder Tee

19:00 – Ende des Fastens, essen Sie ein kleines Abendessen mit vielen Bio-Kohlenhydraten wie Vollkorn, gutem Protein aus Bohnen und Hülsenfrüchten oder magerem Fleisch und Wasser.

Wiederholen Sie diesen Plan am Freitag oder Samstag.

Befolgen Sie diesen Plan nur, wenn Sie sicher sind, dass Sie 24 Stunden lang ohne feste Nahrung auskommen können. Wenn Sie der Meinung sind, dass Sie dies nicht tun können oder Ihr Arzt Sie davon abrät, sollten Sie auf keinen Fall fortfahren. Priorisieren Sie Ihre Gesundheit immer vor dem Abnehmen oder dem Zweck, den Sie für das Fasten haben könnten.

Erweiterter Plan

In diesem Zeitplan haben Sie abwechselnde Fastentage. Die zeitliche Aufteilung ist die gleiche wie beim Plan der oberen Mittelstufe. Der einzige Unterschied besteht darin, dass Sie mit diesem Plan nur 2 nicht aufeinander folgende Tage ohne Essen verbringen. Auf diesen Plan verzichten Sie für jeden zweiten Tag auf Essen.

An Tag 1 fasten Sie beispielsweise rund um die Uhr und essen dann an Tag 2 normale Mahlzeiten. Tag 3 ist ein weiterer Fastentag, während Tag 4 Ihr normaler Essentag ist. Tag 5 und Tag 6 folgen demselben Muster.

Tag 7 kann auch ein normaler Essentag sein, um sich vom Fasten zu befreien.

Für die Tage, an denen Sie normal essen, beladen Sie sich mit sauberem Fleisch, Obst und Gemüse, gesunden Fetten aus Bohnen und anderen gesunden Lebensmitteln. Verbrauchen Sie keine leeren Kalorien, die den gesamten Prozess stören können.

Beschäftigen Sie sich nur mit dieser Art von Zeitplan, wenn Sie zeitweise gefastet haben und höher gehen wollen. Wenn Sie noch nie versucht haben, an Tagen in der Woche ohne Essen auszukommen, ist dies für Sie nicht empfehlenswert. Egal wie verzweifelt Sie sind, um diesen Bikinikörper zu erreichen, es ist nicht den Hype wert, wenn Sie am Ende zusammenbrechen. Dies ist der intensivste Plan, den nicht alle sicher durchführen können, aber wenn er richtig und sicher durchgeführt wird, führt dies zu erstaunlichen Ergebnissen.

Kapitel 6: Beispielrezepte für das intermittierende Fasten

Die Entscheidung, was während des Fastenintervalls gegessen werden soll, kann recht schwierig sein. Aus diesem Grund enthält dieses Kapitel einige gute Rezepte, die Sie während des Essens ausprobieren können.

Frühstück

Zum Frühstück ist die Idee, Ihre Mahlzeiten einfach, aber mit Nährstoffen gepackt zu halten. Hier sind drei Rezepte, die Sie ausprobieren können:

Belegtes Toast mit Chiasamen, Erdnussbutter und Banane

Dieser Twist aus dem klassischen Erdnussbutter- und Geleetoast ist eine großartige Frühstückskombination, die Sie mit nur 210 Kalorien probieren können.

Inhaltsstoffe:

2 Scheiben Vollkornbrot

1 Esslöffel Erdnussbutter

½ Banane, in Scheiben geschnitten

½ Esslöffel Chiasamen

Vorgehensweise:

1. Die Brotscheiben toasten und dann die Erdnussbutter auf beiden Scheiben verteilen.

2. Jeweils mit geschnittenen Bananen verzieren und dann die Chiasamen darüber streuen.

3. Sie können auch einen Schuss Zimt hinzufügen, um den Geschmack zu verbessern.

Ei und Avocado-Toast

Hier ist ein weiteres Toastrezept, das Ihnen sicher gefallen wird. Eine Scheibe Vollkornbrot toasten, dann mit Avocadopüree und Ei auf der Sonnenseite bestreuen. Dieser enthält etwa 275 Kalorien.

Inhaltsstoffe:

1 Scheibe Vollkornbrot

1 Unze Avocado

1 Ei

Salz und Pfeffer

Vorgehensweise:

1. Zuerst das Brot toasten und dann beiseite stellen.

2. Die Avocado in einer Schüssel zerdrücken. Nach Belieben mit Salz und Pfeffer würzen und beiseite stellen.

3. Auf einer Pfanne etwas Öl beträufeln und das Ei mit der Sonnenseite nach oben braten.

4. Die zerdrückte Avocado auf dem Toast verteilen und mit dem Ei mit der Sonnenseite nach oben belegen.

5. Salz und Pfeffer hinzufügen. Sie können auch scharfe Sauce oder normalen Tomatenketchup hinzufügen.

Joghurt-Banane-Beeren-Smoothie

Wenn festes Essen nicht das ideale Frühstück ist, dann ist dieser Joghurt-Beeren-Smoothie eine großartige Alternative. Dies ist ideal, wenn Sie morgens in Eile sind und nicht genug Zeit haben, um Mahlzeiten zuzubereiten. Sie können dies sogar am Abend zuvor vormischen und es auf dem Weg zur Arbeit als fertiges Frühstück in den Gefrierschrank stellen. Die Verwendung von Wasser ergibt etwa 190 Kalorien. Wenn Sie fettarme Milch anstelle von Wasser hinzufügen, erhöht sich dies auf etwa 250 Kalorien.

Inhaltsstoffe:

1 Tasse griechischer Joghurt

1 reife Banane (mittel), in Stücke schneiden

1 Tasse Wasser oder fettarme Milch

1 Tasse gemischte Beeren (Erdbeeren, Heidelbeeren, Preiselbeeren)

Vorgehensweise:

1. Alle Zutaten in einem Mixer mischen und glatt rühren.

2. In ein hohes Glas gießen und dann servieren.

Mittagessen

Hier sind drei einfache Ideen für das Mittagessen, die Sie genießen können. Die Idee für das Mittagessen ist, sie mit Protein, Vitaminen und Mineralien voll zu halten, ohne über Bord zu gehen.

Avocado-Burrito mit schwarzen Bohnen

Dieses einfache Burrito-Rezept ist eine gute Wahl für das Mittagessen unterwegs. Die Bohnen sind großartige Ballaststoffquellen und die Avocado ist reich an einfach ungesättigten Fettsäuren. Diese Mahlzeit enthält 365 Kalorien.

Inhaltsstoffe:

1 Vollkorn-Burrito-Wrap

¼ Tasse schwarze Bohnen

2 oder 3 Scheiben Avocados

¼ Tasse geschnittene Zwiebeln (optional)

Scharfe Sauce (optional)

Vorgehensweise:

1. In einer Pfanne den Vollkorn-Burrito bis zur gewünschten Knusprigkeit rösten. Beiseite stellen.

2. Die schwarzen Bohnen in der Pfanne braten oder in der Mikrowelle kochen.

3. Die Avocado in dicke Scheiben von ½ schneiden. Sie können 2 oder mehr Scheiben verwenden.

4. Holen Sie den Burrito-Wrap. Mit den schwarzen Bohnen füllen und mit den geschnittenen Avocados belegen. Sie können auch einige geschnittene Zwiebeln und einen Spritzer scharfe Sauce für den zusätzlichen Kick hinzufügen.

Huhn-Käse-Sandwich

Wenn Fleisch während des Mittagessens ein Muss ist, dann probieren Sie dieses Sandwich-Rezept mit Huhn und Käse. Dies entspricht etwa 395 Kalorien.

Inhaltsstoffe:

2 Scheiben Vollkornbrot

½ Hähnchenbrust schneiden

1 Salatblatt

1 Scheibe Schweizer Käse

2 Esslöffel fettarme Mayonnaise

2 Tomatenscheiben

Vorgehensweise:

1. Grillen Sie die Hähnchenbrust bis zum gewünschten Finish.

2. Die Mayonnaise auf beiden Vollkornbrotscheiben verteilen.

3. Das Salatblatt auf eine der Scheiben legen.

4. Das gegrillte Huhn auf den Salat legen.

5. Mit dem Schweizer Käse und den geschnittenen Tomaten bestreuen.

Gartensalat und Nudelmischung

Wenn Nudeln und Salate Ihr Ding sind, dann ist dieses Rezept genau das Richtige für Sie. Der Schlüsselspieler in diesem Gericht ist die Verwendung von Vollkornnudeln anstelle der üblichen. Dies enthält etwa 400 Kalorien.

Inhaltsstoffe:

1 Packung Vollkornnudeln

1 Tasse zerkleinerte Hühnerbrust

½ Tasse Parmesankäse

½ Tasse Karotten (dünn geschnitten)

½ Tasse grüner Paprika

¼ Tasse gehackter Sellerie

1 Tasse Kirschtomaten

½ Tasse grüne Zwiebel (gehackt)

¾ Tasse fettarme Mayonnaise

2 Esslöffel Zitronensaft

Vorgehensweise:

1. Die Nudeln in kochendem Wasser bissfest garen. Spülen, abtropfen lassen und beiseite stellen.

2. Hähnchenbrust in der Pfanne braten und in Streifen schneiden.

3. Nudeln, Hühnerbrust, Karotten, Paprika, Sellerie, Tomaten und Zwiebeln mischen.

4. Mayonnaise und Zitronensaft dazugeben. Gut mischen.

5. Vor dem Servieren abkühlen lassen.

Snacks

Auch zwischen den Mahlzeiten ist es möglich, etwas zu essen, auch wenn Sie fasten. Achten Sie nur darauf, dass Ihre Snacks einfach und kalorienarm sind. Hier sind drei tolle Rezepte:

Karotten- und Parmesan-Pommes

Einer der klassischen Snacks ist die Pommes frites. Sie sind jedoch etwas, das man beim Fasten beseitigen kann. Das bedeutet aber nicht, dass man nicht so etwas essen kann. Ersetzen Sie die Kartoffel stattdessen durch geschnittene Karotten. Dieser einfache Snack hat nur etwa 85 Kalorien.

Inhaltsstoffe:

3 große Karotten

¼ Tasse geriebener Parmesankäse

3 Esslöffel Olivenöl

½ Teelöffel Salz

¼ Teelöffel Pfeffer

1 Teelöffel Knoblauchpulver

¼ Tasse Mayonnaise

2 Teelöffel Zitronensaft

Vorgehensweise:

1. Den Ofen auf 400 Grad Fahrenheit vorheizen.
2. Die Karotten schälen und in Pommes frites schneiden.
3. In einer Schüssel das Olivenöl, das Knoblauchpulver, Salz, Pfeffer und Parmesan mischen. Achten Sie darauf, etwas Knoblauchpulver, Salz und Pfeffer für den Dip zur Seite zu legen.
4. Die Karotten zur Mischung hinzufügen und gut vermischen.
5. Die beschichteten Karotten 15-20 Minuten backen oder bis die Karotten weich und leicht knusprig

werden. Vergessen Sie nicht, die Karotten auf halber Zeit zu wenden.

6. In einem separaten Behälter Mayonnaise, Zitronensaft, Knoblauchpulver, Salz und Pfeffer mischen, um den Dip herzustellen.

7. Sobald die Karotten-Pommes gekocht und gekühlt sind, mit dem Dip servieren.

Grüner Wrap

Wenn Sie stark auf Gemüse sind, ist dieser Snack eine gute Wahl. Sie können dies mitnehmen oder auf einem Teller essen. Diese Mahlzeit ist eine großartige Kombination von Rezepten mit etwa 115 Kalorien.

Inhaltsstoffe

1 großes Salatblatt

¼ Tasse Hummus

½ Tasse dünn geschnittene Karotten

½ Tasse dünn geschnittene Gurke (Streifen)

¼ Tasse grüner Paprika

½ Tasse Kirschtomaten

2 oder 3 Scheiben Avocado

Vorgehensweise:

1. Das Salatblatt auf einer ebenen Fläche verteilen.

2. Hummus auf dem Blatt verteilen, mit einem 2 Zoll freien Rand.

3. Das Blatt mit Karotten, Gurken, Paprika, Tomaten und Avocado belegen. Achten Sie darauf, dass an den Seiten Platz zum Falten bleibt.

Falten Sie die Seiten des Blattes zur Mitte hin und rollen Sie von sich weg, wie ein Burrito.

5. Wickeln Sie es mit Frischhaltefolie ein und kühlen Sie es vor dem Servieren.

Bananen-Muffin mit Nutella-Füllung

Können Sie sich vorstellen, ein Muffin mit Nutella als Zwischenmahlzeit zu essen, wenn Sie mit intermittierend fasten? Ganz unmöglich, oder? Nun, jetzt ist es nicht. Sie können dieses Dessert ganz einfach zubereiten, ohne sich um die Kalorien sorgen zu müssen, die Sie verbrennen müssen.

Inhaltsstoffe:

1 ¼ Tasse Vollkornmehl

2 Schaufeln Proteinpulver

½ Becher fettfreier griechischer Joghurt

1 Esslöffel gemahlener Leinsamen

1/8 Teelöffel Salz

2 große Eier

2 Teelöffel Backpulver

¼ Tasse Magermilch

2 reife Bananen, zerdrückt

1 Esslöffel Vanilleextrakt

¼ Tasse Nutella

Vorgehensweise:

1. Den Ofen auf 350 Grad Fahrenheit vorheizen.

2. Speiseöl oder Olivenöl auf eine 12-Loch-Muffinform sprühen.

3. In einer Schüssel das Weizenvollkornmehl, das Eiweißpulver, das Backpulver, die Leinsamen und das Salz mischen.

4. In einer separaten Schüssel die Eier, Bananen, Joghurt, Magermilch und Vanilleextrakt vermengen.

5. Die trockenen und feuchten Zutaten gut mischen.

6. Die Mischung auf halbem Weg in die Muffinbecher gießen, dann einen Teelöffel Nutella hinzufügen. Füllen Sie den Rest des Teigs ein.

7. 18-20 Minuten backen oder bis zum Kochen durch den Test mit der Zahnstochermethode.

8. Abkühlen lassen und servieren.

Abendessen

Das Abendessen ist die letzte Mahlzeit des Tages. Die meisten Leute überspringen dies, weil sie denken, dass die Abendessen normalerweise kalorienreich sind.

Denken Sie jedoch daran, dass das Abendessen genauso wichtig ist wie alle anderen Mahlzeiten. In der Tat, wenn Sie ein 24-Stunden-Fasten machen, ist das Abendessen die wichtigste Mahlzeit des Tages. Hier sind drei Ideen für Mahlzeiten, die Sie ausprobieren können:

Gefüllte Paprikaschoten

Dieses Abendessen ist ganz einfach. Frei von jeglichem Getreide bei gleicher Zufriedenheit, alles mit nur 180 Kalorien pro Paprikakombination.

Inhaltsstoffe:

3 Paprikaschoten

3 große Eier

3 Tassen Grünkohl gehackt

2 mittelgroße Tomaten gehackt

½ Teelöffel Salz

½ Teelöffel Pfeffer

1 Teelöffel Thymian

1 Teelöffel Knoblauchpulver

Vorgehensweise:

1. Ofen auf 400 Grad Fahrenheit vorheizen.
2. Die Oberseite der Paprika abschneiden, die Kerne und Rippen entfernen, ohne die Paprika zu brechen. Sie können eine Farbe Ihrer Wahl verwenden.
3. Die Paprikaschoten in eine Muffinform geben.

Den Grünkohl, die Tomaten und den oberen Teil der Paprika bei mittlerer Hitze 5 Minuten lang anbraten oder bis der Grünkohl verwelkt ist. Nach Belieben mit Salz abschmecken.

5. In einer separaten Schüssel die Eier, den Thymian und das Knoblauchpulver mischen. Mit Salz und Pfeffer abschmecken.

6. Die Paprikaschoten mit dem kombinierten Gemüse und der Eimischung füllen. Achten Sie darauf, dass Sie es nicht überfüllen. Dann 30 Minuten backen.

Gebratener gewürzter Lachs und Blumenkohl

Fisch ist eine gute Wahl zum Abendessen. Sie können dieses Rezept für Ihr Abendessen mit nur 270 Kalorien genießen.

Inhaltsstoffe:

4 Lachsfilets (1 Zoll dick)

1 Esslöffel Olivenöl

1 Teelöffel gemahlener Kreuzkümmel

¾ TL koscheres Salz

1/8 TL gemahlener schwarzer Pfeffer

4 Tassen Blumenkohlröschen

¼ Tasse gehackter Koriander

¼ Becher goldene Rosinen

1 Esslöffel Zitronensaft

½ Teelöffel gemahlener Koriander

1/8 TL gemahlener Piment

Vorgehensweise:

1. Ofen auf 450 Grad Fahrenheit vorheizen.

2. In einer großen Schüssel das Olivenöl, ½ TL Kreuzkümmel, ¼ TL kosheres Salz, schwarzen Pfeffer und die Blumenkohlröschen mischen. Gut mischen.

3. Die Blumenkohlröschen 18-20 Minuten backen oder bis sie zart und gebräunt sind.

4. Danach die Röschen mit Koriander, Zitronensaft und Rosinen mischen. Gut vermischen und beiseite stellen.

5. Reduzieren Sie die Temperatur des Ofens auf 400 Grad.

6. In einer anderen Schüssel Piment, den anderen ½ Teelöffel des Kreuzkümmels und den restlichen ½ Teelöffel kosheres Salz mischen.

7. Die kombinierten Gewürze auf die Lachsfilets reiben.

8. Die Filets bei 400 Grad 10-15 Minuten lang backen oder bis sie gar sind.

9. Die Röschen und den Lachs zusammen servieren. Fügen Sie einige Zitronenspalten für den optionalen Kick hinzu.

Klassisches Schweinefleisch mit Gemüse

Wenn Sie Schweinefleisch lieben, dann ist dieses Rezept ein Klassiker. Es enthält etwa 458 Kalorien, was Ihnen Zufriedenheit verschafft, ohne Ihr Fastenprogramm zu beeinträchtigen.

Inhaltsstoffe:

2 Pfund Schweinefilet aus Schweinefleisch

2 Esslöffel gehackter Rosmarin

3 Knoblauchzehen gehackt

1 Teelöffel gemahlener schwarzer Pfeffer

1 1 1/8 Teelöffel Salz

4 Esslöffel Olivenöl

4 Tassen Blumenkohlröschen

4 große Karotten gehackt

2 große grüne Zwiebeln in Scheiben geschnitten

2 Teelöffel Dijon-Senf

1 ½ Teelöffel Ahornsirup

Vorgehensweise:

1. Ofen auf 400 Grad Fahrenheit vorheizen.

2. In einer Schüssel Rosmarin, Knoblauch, Salz und Pfeffer mischen. Die Mischung auf die Filets reiben.

3. Das Filet von allen Seiten in einer Pfanne bei mittlerer Hitze 8-10 Minuten lang anbraten. Dann in den Ofen stellen und ca. 1 Stunde garen.

4. In einer kleinen Schüssel Dijon-Senf, Olivenöl und Ahornsirup mischen. Die Blumenkohlröschen, Zwiebeln und Karotten dazugeben. Mit Salz und Pfeffer würzen. Achten Sie darauf, die Gemüsemischung gut zu vermischen und bis zum Schluss zu braten.

5. Das Schweinefleisch auf ein Schneidebrett legen, mit Alufolie abdecken und 15 Minuten ruhen lassen. Das Schweinefleisch in Scheiben schneiden und mit dem gebratenen Gemüse servieren.

Kapitel 7: Bewegung und intermittierendes Fasten

Der Wert von Bewegung

Einige Frauen glauben, dass sie sich nicht mehr anstrengen müssen, um zu trainieren, da sie durch das Fasten bereits die überschüssigen Kalorien verlieren. Sie scheinen zu vergessen, dass Bewegung viel mehr ist, als nur Kalorien zu verlieren. Sport ist eine Form der Aufrechterhaltung des guten Funktionierens und Zustands Ihres Körpers. Es wird dazu beitragen, Ihren Stoffwechsel anzukurbeln und die Kohlenhydrate und Fette als Energie zu verbrennen. Abgesehen davon belebt Bewegung auch Ihre Zellen, gibt Ihnen eine jünger aussehende Haut und hält Ihren Geist aktiv und gesund.

Die große Frage ist nun jedoch, ob Sie während des intermittierenden Fastens Sport treiben können oder nicht. Nun, das könne Sie dennoch. In der Tat, wenn Sie trainieren, während Sie fasten, verbrennt mehr Fette als wenn Sie normal essen. Dies liegt daran, dass Ihr Körper, wenn Sie normal essen, zuerst alle Kohlenhydrate und Kalorien als Energiequelle verbrennt. Wenn Sie Ihre Kalorien reduzieren, muss Ihr Körper nach anderen Energiequellen suchen, um Sie zu unterstützen, und die nächste brauchbare Quelle sind die in Ihrem Körper gespeicherten Fette. Studien zeigen, dass Frauen, die während des Fastens Sport treiben, mehr Kalorien verloren haben als Frauen, die dies nicht tun. Bewegung kann helfen, die Verbrennung von Fetten zu steigern, um die Gewichtsabnahmerate zu erhöhen.

Es gibt jedoch einen Haken. Obwohl das Training während des Fastens eine große Hilfe ist, um die Auswirkungen des Fastens zu verstärken, besteht auch darin eine Gefahr. Wenn Ihr Körper die Kohlenhydrate und die Fette als Energiequelle verbrennt, werden als nächste Quelle Ihre Proteinreserven zur Verfügung stehen, die Hauptbestandteile Ihrer Muskeln. Während Sie beim Training möglicherweise mehr Fett und Kalorien verlieren, besteht auch die Gefahr, dass Sie mehr Muskeln verlieren. Wenn Sie auf nüchternen Magen trainieren, beginnt Ihr Körper schließlich, das in Ihren Muskeln gespeicherte Protein für Energie abzubauen, was auch Ihre Muskeln verschlechtert.

Nicht nur das, wenn Sie Ihre täglichen Kalorien reduzieren, passt sich Ihr Körper an, indem er Ihren Stoffwechsel verlangsamt und weniger Kalorien verbrennt. So stellen Sie sicher, dass Sie Ihre Energie nicht überbeanspruchen und krank werden.

Dies bedeutet jedoch nicht, dass Sie nicht aus Angst vor den Auswirkungen trainieren sollten. Es gibt viele Möglichkeiten, wie Sie Ihre Übungen optimieren können, um sie an Ihre Bedürfnisse beim intermittierenden Fasten anzupassen.

Wie Sie während des intermittierenden Fastens sicher trainieren können

Denken Sie daran, dass Bewegung eine sehr wichtige Komponente ist, um Sie körperlich und geistig gesund zu halten. Für diejenigen Frauen da draußen, die absolute Gesundheitsfanatiker sind und Sportfreaks, gibt es immer noch eine sichere Möglichkeit, wie Sie trainieren können, während Sie gleichzeitig Ihre Kalorienaufnahme durch Fasten reduzieren. Hier sind einige hilfreiche Tipps, die Sie befolgen können, um möglichst viel aus Ihrem Training herauszuholen, ohne zwischendurch fasten zu müssen:

Halten Sie Ihre Ausdauerübungen beim Fasten niedrig.

Wenn Sie Cardio-Workouts machen, unterlassen Sie extreme Workouts, bei denen Sie schnell Energie verbrauchen. Denken Sie daran, dass Sie weniger Kalorien zu sich nehmen, was bedeutet, dass Ihr Energielevel nicht so hoch ist wie das derjenigen, die nicht fasten. So halten Sie Ihre Cardio-Workouts einfach. Überanstrengen Sie sich nicht, wenn ein gutes Joggen im Park ausreicht. Messen Sie Ihre Atmung. Wenn Sie beim Joggen noch normal sprechen können, ist das gut. Wenn Sie sich jedoch schwindelig oder ein bisschen benommen fühlen, sollten Sie aufhören. Es ist besser, langsamer zu werden als sich selbst zu zwingen, was nur mehr schaden als nützen wird.

Intensivieren Sie die Bewegung nur während des Essensfensters oder an Tagen, an denen Sie nicht fasten.

Wenn Sie vorhaben, Ihr Training zu intensivieren, tun Sie dies nur während Ihrer Stunden oder Tage ohne Fasten. Es wird sogar empfohlen, Ihr Training so nah wie möglich an Ihrer letzten Mahlzeit zu planen. Dies liegt daran, dass Sie in dieser Zeit die meiste Menge an Kohlenhydraten haben, die als Treibstoff für Ihren Körper dienen. Wenn Sie auf diese Weise trainieren, verringert sich auch das Risiko eines plötzlichen Absinkens des Zuckerspiegels. Sie können auch einige kohlenhydratreiche Snacks zu sich nehmen, um Ihre Muskeln nach einem intensiven Training mit mehr

Kraftstoff zu versorgen, da Ihre Muskeln in dieser Zeit immer noch nach mehr Energie brummen.

Gönnen Sie sich mageres Protein, um Ihre Muskeln zu erhalten.

Denken Sie daran, dass, wenn Ihrem Körper die Kohlenhydrate ausgehen, um Energie zu gewinnen, die nächste Quelle Fette sind und wenn die Fette nicht ausreichen, Proteine die nächste sind. Proteine sind die Hauptkomponenten Ihrer Muskeln, was bedeutet, dass sich Ihre Muskeln langsam verschlechtern, wenn Ihr Körper die Proteine verbrennt. Wenn Sie Ihre Muskeln behalten möchten, während Sie noch die zusätzlichen Pfunde verbrennen, müssen Sie mageres Eiweiß aufladen. Daher müssen Sie Ihre Workouts, insbesondere die kraftbasierten, zwischen zwei proteinreichen Mahlzeiten einplanen. Dies stellt sicher, dass Sie genug Vorräte haben, um abzubrennen, und genug übrig, um Ihre Muskeln zu reparieren.

Knabbern Sie vor und nach dem Training an Snacks.

Die meisten intermittierenden Fastenmethoden geben Spielraum für eine Zwischenmahlzeit. Nutzen Sie diese Gelegenheit, um Snacks zu essen, die reich an schnell wirkenden Kohlenhydraten und Proteinen sind, die großartige Zuckerstabilisatoren sind. Eine gute Option ist ein Vollkorntoast mit Bio-Erdnussbutter und einer Bananenscheibe an der Seite. Es ist wichtig, dass Sie vor und nach dem Training Snacks essen, um sicherzustellen, dass Ihnen nicht die Energie ausgeht, um sich während des Trainings zu verbrennen und um anschließend Reparaturen durchzuführen.

Wer sagt, dass beim Fasten keine Bewegung möglich ist? Das ist durchaus möglich. Alles, was Sie brauchen, ist die richtige Planung und stellen Sie sicher, dass Sie Ihr Training rund um Ihre Mahlzeiten zusammenstellen, um die besten Ergebnisse zu erzielen.

Kapitel 8: Sicherstellung Ihrer Ernährung

Wie man mit dem intermittierenden Fasten beginnt

Für Anfänger, insbesondere für Frauen, kann intermittierendes Fasten sehr einschüchternd sein. Dies liegt an den verschiedenen Informationen im Internet und den verschiedenen Behauptungen über Erfolge und Misserfolge. Wenn Sie jedoch mit dem intermittierenden Fasten noch nicht vertraut sind, finden Sie hier einige einfache Schritte, die Sie befolgen können, um Ihre Reise zu beginnen:

Konsultieren Sie zuerst Ihren Arzt.

Da Sie zum ersten Mal intermittierend fasten, ist es wichtig, dass Sie zuerst mit Ihrem Arzt sprechen.

Fragen Sie um Rat, mit welchen Methoden Sie mögliche Auswirkungen auf Ihre Hormone minimieren und wie Sie sich erholen können. Sie müssen auch klären, ob Sie gesund genug sind, um zeitweise zu fasten oder nicht. Wenn Sie diese Punkte klären, können Sie leichter entscheiden, ob Sie IF ausprobieren möchten oder nicht.

Definieren Sie Ihren Zweck.

Sobald Sie das Startsignal erhalten, um mit dem Fasten zu beginnen, müssen Sie als nächstes den Zweck definieren, warum Sie zuerst fasten möchten. Wollen Sie abnehmen, um das schöne Kleid zu tragen, das Sie in der Kaufhalle gesehen haben? Wollen Sie Ihr aktuelles Gewicht halten? Möchten Sie Ihre Gesundheit im Allgemeinen verbessern? Unabhängig davon, welches Ziel Sie erreichen möchten, stellen Sie sicher, dass es ausreicht, um motiviert zu bleiben, und dass es nicht zu kompliziert ist, dass Sie mitten im Geschehen aussteigen.

Halten Sie die Dinge einfach und unkompliziert.

Als Anfänger ist es am besten, die Dinge einfach und unkompliziert zu halten, um mit dem Fasten zu beginnen. Nur weil Ihre Freundin eine volle 18-Stunden-Fastenzeit hat, heißt das noch lange nicht, dass Sie es auch tun sollten. Wichtig ist, dass Sie schnell fertig werden. Halten Sie Ihr Essen so gesund wie möglich. Sie müssen sich auch nicht mit dem Kochen dieser komplizierten Rezepte befassen. Einfache, mit Nährstoffen beladene Mahlzeiten reichen aus.

Die Zeit hängt von Ihnen ab.

Die Zeitpläne, die in all diesen Handbüchern für intermittierendes Fasten aufgeführt sind, dienen nur als Referenz. Dies bedeutet nicht, dass Sie um 19:00 Uhr zu Abend essen sollten, da das Abendessen um 19:00 Uhr stattfinden soll. Sie können Ihre Fasten- und Essenszeiten nach Ihren Wünschen planen. Dies gilt auch für die Tage. Es gibt keine bestimmten Tage, an denen Sie Ihre Mahlzeiten einplanen können. Die in den verschiedenen Methoden genannten sind lediglich Richtwerte. Denken Sie jedoch daran, dass es ideal ist, wenn Sie Fastenstunden oder -tage an Tagen einplanen können, an denen Sie so beschäftigt sind, dass Sie Ihre Mahlzeiten nicht wirklich im Auge behalten.

Es ist okay, wenn Sie einen Fehler machen.

Pushen Sie sich nicht zu sehr. Es ist in Ordnung, vom Fasten abzurutschen. Vielleicht ist das Stück glasierter Krapfen mit den fruchtigen Streuseln viel zu verlockend, um nach einem langen Fasten Widerstand zu leisten. Das ist okay. Wenn Sie ausrutschen, hören Sie nicht auf. Sie können immer über tun. Stellen Sie nur sicher, dass Sie diesen Ausrutscher nicht noch einmal wiederholen. Es ist auch hilfreich, wenn Sie die Dinge so einfach halten, dass Sie die Ausrutscher minimieren können, da es nicht so kompliziert ist, sie durchzuarbeiten.

Tipps und Tricks zum Erfolg im intermittierenden Fasten

Auf lange Sicht können Sie sich erschöpft und zu müde fühlen, um mit dem Fasten fortzufahren. Vielleicht sind die Schritte zu kompliziert oder es ist einfach zu viel Hunger und die Versuchung zu Essattacken ist einfach zu groß. Keine Sorge. Hier sind einige Tipps, die Ihnen dabei helfen können, auf dem richtigen Weg zu bleiben:

Sie geben auf? Schauen Sie sich Ihren Zweck an.

Wenn Sie aufhören möchten, weil die Auswirkungen langsam sind oder der Hunger zu groß ist, besuchen Sie Ihr Ziel erneut. Warum fasten Sie überhaupt intermittierend? Sind Sie sicher, dass Sie ein Weichei sind und einfach aufhören wollen? Geben Sie nicht auf.

Viele Frauen da draußen sind bereit, gerade in Ihren Schuhen zu sein. Wenn sie sich also genug für die Tat engagieren können, warum können Sie es dann nicht?

Wasser ist Ihr Verbündeter.

Wasser kann Ihnen helfen, den Hunger zu besiegen. Trinken Sie während Ihres Fastenfensters viel Wasser. Auf diese Weise können Sie Ihr Essbedürfnis kontrollieren. Sie müssen fest sein. Trinken Sie stattdessen eine Tasse Wasser, wenn Sie daran denken, vor Ihrem angeblichen Zeitplan zu essen.

Schwarzer Kaffee oder Tee.

Wenn Sie denken, dass Wasser zu fad ist, um Ihren Hunger zu stillen, nehmen Sie stattdessen schwarzen Kaffee und ungesüßten Tee. Diese beiden enthalten Koffein, das dazu beitragen kann, Ihren Hunger zu stillen. Es handelt sich auch um kalorienfreie Getränke, sodass Sie sich keine Sorgen um die möglichen Kohlenhydrate machen müssen.

Seien Sie eine fleißige Biene.

Beschäftigen Sie sich. Wenn Sie beschäftigt sind, über Arbeit und andere Dinge nachzudenken, werden Sie nicht so viel über das Essen nachdenken. Dies ist der Hauptgrund, warum es am besten ist, wenn Sie während Ihrer Arbeitszeit Fastenstunden einplanen, da Sie zu beschäftigt sind, um sich um diese leckere Tüte Bagel zu kümmern, die auf dem Schreibtisch Ihres Kollegen sitzt, hoffentlich nicht um Ihren.

Bleiben Sie fern von Versuchungen.

Versuchungen sind immer überall. Sie müssen die Kontrolle behalten und sich von ihnen fernhalten.

Wenn Sie spüren, wie Ihre Mutter, Ihr Freund, Ihr Ehemann usw. eine Mahlzeit kochen. Holen Sie sich aus dem Haus und laufen. Sie profitieren nicht nur von der Übung, sondern vermeiden auch den verlockenden Geruch von gekochtem Essen. Wenn Sie zum Essen eingeladen werden, denken Sie immer daran, die gesunden zu bestellen.

Essen Sie weise.

Da Ihre Mahlzeiten begrenzt sind, müssen Sie mit Bedacht essen. Anstatt Lebensmittel wie Donuts, Pizza, weißen Reis usw. für die nächste Mahlzeit in sich zu essen, sollten Sie stattdessen Obst und Gemüse oder mageres Fleisch essen. Wählen Sie Lebensmittel, die Ihnen den höchsten Nährwert mit der geringsten Anzahl an Kalorien bieten. Seien Sie schlau mit dem, was Sie essen.

Reduzieren Sie Ihre Erwartungen.

Da Sie immer noch Ihre intermittierende Fastenreise antreten, müssen Sie Ihre Erwartungen niedrig halten. Normalerweise zeigen sich die signifikanten Auswirkungen des intermittierenden Fastens etwa 2 bis 3 Wochen nach Beginn. Erwarten Sie nicht zu viel, besonders in den ersten Wochen. Zu viel Erwartung wird zu größeren Enttäuschungen führen und die Enttäuschung über die Ergebnisse ist einer der Hauptgründe für das Aufhören.

Hören Sie auf Ihren Körper.

Hören Sie immer darauf, was Ihr Körper sagt. Wenn Sie der Meinung sind, dass die von Ihnen gewählte Methode bei Ihnen nicht funktioniert, hören Sie auf. Sie können eine andere Methode ausprobieren. Wenn Sie sich zu erschöpft fühlen, um fortzufahren, entspannen Sie sich und gönnen Sie sich eine Pause. Priorisieren Sie immer Ihre Gesundheit.

Wie schreibt man einen Diätplan und folgt ihm?

Das Planen Ihrer Mahlzeit, die mit Ihren intermittierenden Fastenzielen zusammenfällt, kann ziemlich schwierig, aber nicht unmöglich sein. In der Tat kann es ziemlich einfach werden, sobald Sie den Dreh raus haben. Hier finden Sie einige hilfreiche Tipps, wie Sie Ihren Ernährungsplan aufstellen können:

Halten Sie die Dinge persönlich.

Bevor Sie Ihren Diätplan aufstellen, müssen Sie selbst über sich nachdenken. Es ist wichtig, dass Sie Ihre Bedürfnisse und Ansichten zum gesamten IF-Ansatz untersuchen, um den besten Speiseplan für Sie zu entwickeln. Ermitteln Sie die wichtigsten Details Ihrer Pläne, bevor Sie mit dem Verfassen Ihrer Diätpläne beginnen, wie Ihre Ansichten in Bezug auf das Trainieren, Essen, bevorzugte Lebensmittel und mehr.

Wählen Sie die richtige Methode.

Entscheiden Sie, welche Methode des intermittierenden Fastens Sie am besten befolgen. Als Frau müssen Sie bei Ihren Entscheidungen besonders vorsichtig sein, da die Auswirkungen bei der Wahl des falschen Ansatzes weitaus vielfältiger sind als bei Männern. Fragen Sie im Zweifelsfall immer Ihren Arzt oder halten Sie sich an die Ansätze, die Ihre Routine am wenigsten verändern.

Legen Sie ein Kalorienlimit fest.

Obwohl sich das intermittierende Fasten nicht wirklich auf die spezifische Anzahl an Kalorien pro Tag konzentriert, wird empfohlen, dass Sie Ihre Kalorien in Schach halten. Wenn Sie eine etwas inaktive Frau sind, können Sie die erforderlichen täglichen Kalorien durch einen Trick ermitteln, indem Sie Ihr Gewicht (in Pfund) mit 10 multiplizieren. Wenn Sie relativ aktiv sind, multiplizieren Sie dies mit 12. Sobald Sie Ihre durchschnittlichen Kalorien pro Tag erhalten haben, reduzieren Sie diese an Ihren Fastentagen um mindestens 400 bis 500 Kalorien.

Beladen Sie sich mit Nährstoffen.

Halten Sie Ihre Mahlzeiten so gesund wie möglich. Beladen Sie sich mit mageren Proteinen, leicht zu verbrennenden Kohlenhydraten, essentiellen Fetten und Vitaminen. Vermeiden Sie weitestgehend verarbeitete und konservierte Lebensmittel und verzehren Sie mageres Fleisch, Bohnen, Nüsse, Obst und Gemüse sowie andere gesunde Mahlzeiten.

Machen Sie die Dinge einfach und unkompliziert.

Wenn Sie Ihren Ernährungsplan zu komplex machen, verlieren Sie am Ende des Tages das Interesse, weil der Plan so kompliziert ist. Machen Sie Mahlzeiten einfach. Sie müssen keinen Gourmet essen, nur um den maximalen Nährwert zu erhalten. Sie müssen auch keine langen Stunden mit der Vorbereitung verbringen. Die meisten Frauen halten sich nicht an Diätpläne, weil die Mahlzeiten Zeit zum Kochen brauchen. Wenn Sie nicht mehr als eine Stunde Zeit für die Zubereitung Ihrer Mahlzeiten aufwenden können, ist es am besten,

Ihre Mahlzeiten einfach und unkompliziert zuzubereiten. Denken Sie daran, niemals die Qualität zu opfern.

Planen Sie die Mahlzeiten im Voraus.

Planen Sie Ihre Mahlzeiten im Voraus. Sie müssen Ihre Mahlzeiten für morgen im Voraus festlegen, um sicherzustellen, dass Sie keine falschen Essensentscheidungen treffen. Ideal ist es auch, wenn Sie am Vortag Mahlzeiten für den nächsten Tag zubereiten können. Dies verhindert, dass Sie Junk Food essen und spart Ihnen erheblich Zeit.

Verpflichten Sie sich.

Einige Frauen geben ihre Diätpläne auf, weil sie das Gefühl haben, nichts zu erreichen, oder vielleicht können sie den Lebensstil nicht länger aufrechterhalten. Wenn Sie sich vom ersten Tag an zu Ihren Zielen bekennen und sich disziplinieren, bis zum Ende durchzuhalten, fällt es Ihnen leichter, dem Plan zu folgen.

Umgang mit den allgemeinen Ernährungshindernissen

Viele Frauen, die mit intermittierendem Fasten angefangen haben, hören aus vielen Gründen mitten in ihrem Fortschritt auf. Es gibt dies und das. Der Grund, warum sie versagen, ist nicht, dass sie diese Hindernisse nicht überwinden können, sondern weil sie nicht ernst genug sind, dies zu tun. Hier sind die acht häufigsten Diät-Hindernisse und wie Sie sie überwinden können:

Mit der Familie oder Freunden auswärts essen

Wenn Ihre Freunde oder Familie Sie dazu drängen, auszugehen und Spaß zu haben, werden Sie höchstwahrscheinlich etwas Fastfood essen und trinken. Wenn Sie ablehnen, denken Ihre Freundinnen möglicherweise, dass es unhöflich ist, oder Ihre Familie denkt, dass Sie den Spaß ruinieren. Es ist nur eine Frage Ihrer Entschlossenheit. Wenn Sie sich zu Ihren Plänen bekennen, werden Sie in der Lage sein, sich weiterhin an Ihren Plan zu halten, ohne die unterhaltsamen Stunden mit Freunden und Familie zu gefährden. Sie können einen Tag pro Woche als Bindungszeit für Freunde oder Familienmitglieder einplanen. Stellen Sie einfach sicher, dass Sie einen weiteren Tag einplanen, normalerweise am nächsten Tag, um die zusätzlichen Kalorien danach zu verbrennen.

Liebe zum Essen

Wenn Sie gerne essen, ist es ziemlich schwierig, Ihnen selbst zu sagen, dass Sie aufhören sollen. Aber Sie müssen das. Es bedeutet jedoch nicht, dass Sie beim Fasten Ihre Liebe zum Essen völlig vergessen. Sie können immer noch Ihre Lieblingsspeisen essen, aber nur in begrenzten Portionen.

Mangelndes Engagement

Einige Frauen geben ihre Diät auf, weil sie sich nicht verpflichten können. Einige Frauen probieren das Fasten nur aus, weil es im Trend liegt. Ihre Freundin macht es, also machen Sie es auch. Sie sind nicht wirklich Ihr Herz und Verstand in Ihre Ernährung, die Sie anfällig für das Aufhören macht. Wenn Sie IF machen wollen, dann machen Sie es, weil Sie wollen und nicht nur, weil Sie müssen.

Anlässe und Veranstaltungen

An Events und Anlässen teilzunehmen ist auch ein anderer Ort, an dem Sie nicht kontrollieren können, was Sie essen. Dies bedeutet jedoch nicht, dass Sie sich selbst loslassen. Sie können die servierten Mahlzeiten trotzdem einnehmen, achten Sie jedoch darauf, was und wie viel Sie essen.

Zu viel Stress

Stress ist heutzutage ein großartiger Vorläufer für viele Krankheiten. Es ist auch einer der Hauptgründe, warum Menschen die Motivation verlieren. Lerne, mit deinem Stress umzugehen. Wenn Sie bei der Arbeit zu gestresst sind, macht es Ihnen nicht viel aus, was Sie essen. Manchmal macht man emotionale Essattacken, die nicht gesund sind und den Fortschritt beeinträchtigen. Nehmen Sie sich also Zeit, um sich zu entspannen und sich von zu viel Stress zu befreien. Ein Joggen im Park ist eine großartige Möglichkeit, sich von Dingen abzulenken. Ein gutes Buch zu lesen ist auch eine gute Wahl.

Der ideale Körper

Die meisten Frauen haben eine vorgefasste Vorstellung davon, wie der ideale Körper von Frauen aussehen sollte. Diese Einstellung wirkt sich stark auf die Art und Weise aus, wie Frauen entscheiden, wie sie mit ihrer Ernährung fortfahren sollen. Denken Sie daran, dass jeder Mensch einzigartig ist. Sexy sein ist nur ein relativer Begriff. Denken Sie daran, dass es heutzutage viel besser ist, gesund zu sein, als nur sexy zu sein.

Begrenzte Finanzen

Geld kann auch ein großer Faktor sein, wenn es um Diät geht. Eines Tages können sie diese gesunden Rezepte nicht befolgen, weil die Zutaten zu teuer sind. Das muss nicht so sein. Geld muss kein Problem sein, wenn es um Diät geht. In der Tat sollte eine Diät helfen, Ihre Finanzen zu verbessern, da Sie den Lebensmittelkonsum einschränken. Wenn Sie die Zutaten nicht kaufen können, bauen Sie sie selbst an. Ein Minigarten hilft Ihnen nicht nur, die Kosten zu minimieren, sondern auch, sich zu entspannen.

Zeitmangel

Einige Frauen, die sich zeitweise nüchtern ernähren, finden es schwierig, wegen Zeitmangels fortzufahren. Zeitmangel ist hier nicht das Problem. Es geht darum, wie Sie mit der Zeit umgehen. Wenn Sie Ihre Mahlzeiten richtig planen und Ihre Fastenstunden richtig einplanen können, müssen Sie sich nicht mit Problemen in Bezug auf das Zeitmanagement befassen. Optimieren Sie Ihren Plan, bis Sie einen geeigneten Zeitplan finden, den Sie leicht anpassen und befolgen können.

Fazit

Als Frau gibt es viele Mode-Diäten, die nichts anderes als Unordnung dienen. Diese Diäten behaupten, dies zu tun, das zu tun, nur um zu kurz zu kommen. Intermittierendes Fasten ist nicht so. Das intermittierende Fasten stützt sich auf jahrelange Studien und wissenschaftliche Erfahrungen, um die Vorteile, die es bietet, in Anspruch nehmen zu können. Wenn Sie zeitweise fasten, haben Sie die Möglichkeit, Ihre Gesundheit und Ihr Leben zu verbessern.

Ganz gleich, ob Sie abnehmen, eine gesündere Haut pflegen, das Risiko von Krankheiten verringern oder etwas anderes möchten, intermittierendes Fasten kann Sie dahin bringen. Dieses Buch wird als Sprungbrett für den Start dieser Reise dienen. Mögen die Dinge, die Sie in diesem Buch gelernt haben, als Leitfaden für den Einstieg in das intermittierende Fasten dienen.

Über den Co-Autor

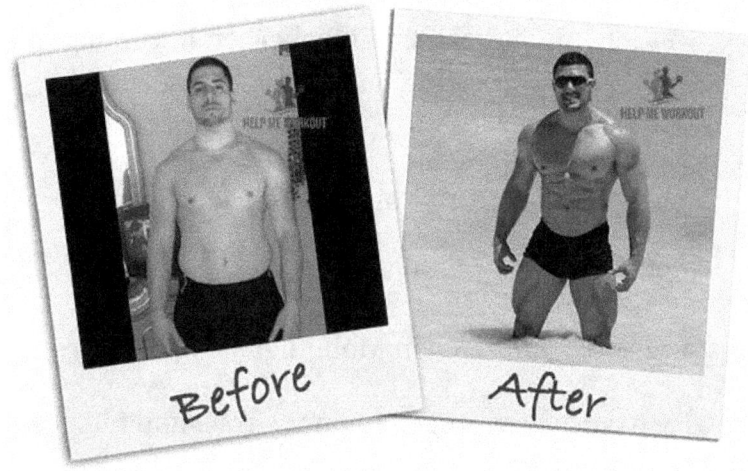

Mein Name ist George Kaplo. Ich bin ein zertifizierter Personal Trainer aus Montreal, Kanada. Ich beginne damit zu sagen, dass ich nicht der breiteste Typ bin, den Sie jemals treffen werden, und das war nie wirklich mein Ziel. Tatsächlich habe ich begonnen, meine größte Unsicherheit zu überwinden, als ich jünger war, was mein Selbstvertrauen war. Das lag an meiner Größe von nur 168 cm (5 Fuß 5 Zoll), die mich dazu drängte, alles zu versuchen, was ich jemals im Leben erreichen wollte.

Möglicherweise stehen Sie gerade vor einigen Herausforderungen oder Sie möchten einfach nur fit werden, und ich fühle mit Sicherheit mit Ihnen mit.

Ich persönlich war immer ein bisschen an der Gesundheits- und Fitnesswelt interessiert und wollte wegen der zahlreichen Mobbingfälle in meinen Teenagerjahren wegen meiner Größe und meines übergewichtigen Körpers etwas Muskeln aufbauen. Ich dachte, ich könnte nichts gegen meine Körpergröße tun, aber ich kann sicher etwas dagegen tun, wie mein Körper aussieht. Dies war der Beginn meiner Transformationsreise. Ich hatte keine Ahnung, wo ich anfangen sollte, aber ich habe gerade erst angefangen. Ich war manchmal besorgt und hatte Angst, dass andere Leute sich über mich lustig machen würden, wenn sie die Übungen falsch machten. Ich wünschte immer, ich hätte einen Freund neben mir, der sich auskennt, um mir den Einstieg zu erleichtern und mich mit allem vertraut gemacht hätte.

Nach viel Arbeit, Studium und unzähligen Versuchen und Irrtümern begannen einige Leute zu bemerken, wie ich fit wurde und wie ich anfing, mich für das Thema zu interessieren. Dies führte dazu, dass viele Freunde und neue Gesichter zu mir kamen und mich um Rat fragten. Zuerst kam es mir seltsam vor, als Leute mich baten, ihnen zu helfen, in Form zu kommen. Aber was mich am Laufen hielt, war, als sie Veränderungen in ihrem eigenen Körper bemerkten und mir sagten, dass es das erste Mal war, dass sie echte Ergebnisse sahen! Von dort kamen immer mehr Leute zu mir und mir wurde klar, dass es mir nach so viel Lesen und Lernen in diesem Bereich geholfen hat, aber es erlaubte mir auch, anderen zu helfen. Ich bin jetzt ein vollständig zertifizierter Personal Trainer und habe zahlreiche

Kunden trainiert, die erstaunliche Ergebnisse erzielt haben.

Heute besitzen und betreiben mein Bruder Alex Kaplo (ebenfalls zertifizierter Personal Trainer) und ich dieses Verlagsprojekt, in dem wir leidenschaftliche und erfahrene Autoren zusammenbringen, um über Gesundheits- und Fitnessthemen zu schreiben. Wir betreiben auch eine Online-Fitness-Website „HelpMeWorkout.com". Ich würde mich freuen, wenn ich Sie einladen darf, diese Website zu besuchen und sich für unseren E-Mail-Newsletter anmelden (Sie erhalten sogar ein kostenloses Buch).

Zu guter Letzt, wenn Sie in der Position sind, in der ich einmal war und Sie etwas Hilfe wünschen, zögern Sie nicht und fragen Sie... Ich werde da sein, um Ihnen zu helfen.....

Ihr Freund und Coach,

George Kaplo

Zertifizierter Personal Trainer

Ein anderes Buch kostenlos erhalten

Ich möchte mich bei Ihnen für den Kauf dieses Buches bedanken und Ihnen ein weiteres Buch (genauso lang und wertvoll wie dieses Buch), „7 Fitnessfehler, von denen Sie nicht wissen, dass Sie sie machen", völlig kostenlos anbieten.

Besuchen Sie den untenstehenden Link, um sich anzumelden und es zu erhalten: www.hmwpublishing.com/gift

In diesem Buch werde ich 7 der häufigsten Fitnessfehler aufschlüsseln, die einige von Ihnen wahrscheinlich begehen, und ich werde zeigen, wie Sie sich leicht in die beste Form Ihres Lebens bringen können!

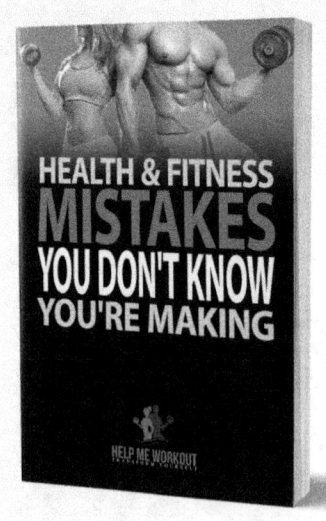

Zusätzlich zu diesem wertvollen Geschenk haben Sie auch die Möglichkeit, unsere neuen Bücher kostenlos zu bekommen, Werbegeschenke zu erhalten und andere wertvolle E-Mails von mir zu erhalten. Besuchen Sie auch hier den Link, um sich anzumelden: www.hmwpublishing.com/gift

Copyright 2017 von HMW Publishing - Alle Rechte vorbehalten.

Dieses Dokument von HMW Publishing im Besitz der Firma A&G Direct Inc ist darauf ausgerichtet, genaue und zuverlässige Informationen in Bezug auf das behandelte Thema und den behandelten Sachverhalt bereitzustellen. Die Publikation wird mit dem Gedanken verkauft, dass der Verlag keine buchhalterischen, behördlich zugelassenen oder anderweitig qualifizierten Dienstleistungen erbringen muss. Wenn rechtliche oder berufliche Beratung erforderlich ist, sollte eine in diesem Beruf praktizierte Person bestellt werden.

Aus einer Grundsatzerklärung, die von einem Ausschuss der American Bar Association und einem Ausschuss der Verlage und Verbände gleichermaßen angenommen und gebilligt wurde.

Es ist in keiner Weise legal, Teile dieses Dokuments in elektronischer Form oder in gedruckter Form zu reproduzieren, zu vervielfältigen oder zu übertragen. Das Aufzeichnen dieser Veröffentlichung ist strengstens untersagt, und eine Speicherung dieses Dokuments ist nur mit schriftlicher Genehmigung des Herausgebers gestattet. Alle Rechte vorbehalten.

Die hierin bereitgestellten Informationen sind wahrheitsgemäß und konsistent, da jede Haftung in Bezug auf Unachtsamkeit oder auf andere Weise durch die Verwendung oder den Missbrauch von Richtlinien, Prozessen oder Anweisungen, die darin enthalten sind, in der alleinigen und vollständigen Verantwortung des Lesers des Empfängers liegt. In keinem Fall wird der Herausgeber für Reparaturen, Schäden oder Verluste aufgrund der hierin enthaltenen Informationen direkt oder indirekt rechtlich verantwortlich oder verantwortlich gemacht.

Die hierin enthaltenen Informationen werden ausschließlich zu Informationszwecken angeboten und sind daher universell. Die Darstellung der Informationen erfolgt ohne Vertrag oder Garantiezusage.

Die verwendeten Marken sind ohne Zustimmung und die Veröffentlichung der Marke ist ohne Erlaubnis oder Unterstützung durch den Markeninhaber. Alle Warenzeichen und Marken in diesem Buch dienen nur zu Erläuterungszwecken und gehören den Eigentümern selbst und sind nicht mit diesem Dokument verbunden.

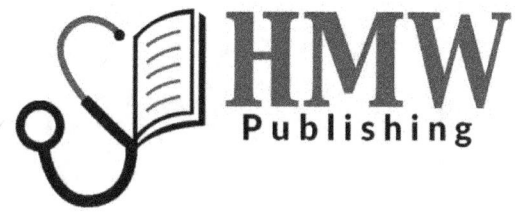

Für weitere tolle Bücher besuchen Sie uns:

HMWPublishing.com

www.ingramcontent.com/pod-product-compliance
Lightning Source LLC
LaVergne TN
LVHW011707060526
838200LV00051B/2798